Jagdish Chandra Panda

Gerir o laboratório da faculdade de farmácia: A perspetiva de um demonstrador

Jagdish Chandra Panda

Gerir o laboratório da faculdade de farmácia: A perspetiva de um demonstrador

Dominar a arte e a ciência da gestão de laboratórios

ScienciaScripts

Imprint

Any brand names and product names mentioned in this book are subject to trademark, brand or patent protection and are trademarks or registered trademarks of their respective holders. The use of brand names, product names, common names, trade names, product descriptions etc. even without a particular marking in this work is in no way to be construed to mean that such names may be regarded as unrestricted in respect of trademark and brand protection legislation and could thus be used by anyone.

Cover image: www.ingimage.com

This book is a translation from the original published under ISBN 978-620-8-22520-9.

Publisher:
Sciencia Scripts
is a trademark of
Dodo Books Indian Ocean Ltd. and OmniScriptum S.R.L publishing group

120 High Road, East Finchley, London, N2 9ED, United Kingdom
Str. Armeneasca 28/1, office 1, Chisinau MD-2012, Republic of Moldova, Europe
Printed at: see last page
ISBN: 978-3-330-32043-7

Gerir o laboratório da faculdade de farmácia: A perspetiva de um demonstrador

"Dominar a arte e a ciência da gestão de laboratórios"

Por Jagdish Chandra Panda

Gerir o laboratório da faculdade de farmácia: A perspetiva de um demonstrador

ESTE LIVRO É DEDICADO AO **DR. C.K. PANDA**, O MEU QUERIDO DIRETOR, MENTOR, GUIA E AMIGO, CUJA SABEDORIA, APOIO E ORIENTAÇÃO INABALÁVEIS MOLDARAM PROFUNDAMENTE O MEU PERCURSO, TANTO A NÍVEL PROFISSIONAL COMO PESSOAL.

Jagdish Chandra Panda

Conteúdo

<u>**Prefácio**</u>

A gestão de um laboratório de uma faculdade de farmácia requer uma mistura de conhecimentos científicos, competências organizacionais e uma consciência aguda das responsabilidades académicas. Como demonstrador, desempenha-se um papel fundamental, não só para garantir o bom funcionamento do laboratório, mas também para transmitir conhecimentos práticos cruciais aos alunos. O laboratório funciona como um espaço crítico onde a aprendizagem teórica se traduz em aplicação prática, e é neste espaço que um demonstrador faz a ponte entre o conceito e a prática.

Este livro, *Managing Pharmacy College Lab: A Demonstrator's Perspective*, foi concebido para ser um guia completo para demonstradores em faculdades de farmácia, abrangendo todos os aspectos da gestão de laboratórios - desde a configuração básica e protocolos de segurança até tópicos avançados como a conformidade e a acreditação. Fornece uma visão clara e prática das tarefas e desafios diários que um demonstrador pode enfrentar, oferecendo não só diretrizes, mas também medidas práticas para garantir um ambiente de laboratório eficiente, seguro e academicamente enriquecedor.

O livro começa com uma discussão sobre o papel crítico de um demonstrador na formação das experiências dos alunos no laboratório. Aprofundamos os aspectos essenciais da configuração do laboratório, calibração e controlo de inventário, assegurando que os aspectos físicos do laboratório são mantidos de acordo com os padrões mais elevados. Os capítulos sobre práticas de segurança no laboratório, manuseamento de materiais perigosos e educação dos alunos sobre segurança são particularmente cruciais para promover um ambiente de trabalho seguro.

Para além dos aspectos técnicos, este livro centra-se nas responsabilidades pedagógicas do demonstrador. O envolvimento dos alunos, a decomposição de experiências complexas e a garantia de que cada sessão prática está alinhada com o currículo são discutidos em pormenor. Desde o planeamento e programação de sessões de laboratório até à avaliação do desempenho dos alunos, este livro fornece um roteiro para tornar o laboratório num local de aprendizagem e exploração activas.

Para aqueles que gerem a conformidade do laboratório e os processos de acreditação, os capítulos sobre a apresentação de relatórios, auditoria e trabalho durante as inspecções do Conselho de Farmácia da Índia (PCI) serão inestimáveis. Os apêndices fornecem recursos práticos, tais como exemplos de manuais de laboratório, PONs, livros de registo, listas de verificação de segurança e relatórios de acreditação para garantir que os demonstradores estão bem equipados para lidar com os desafios diários e a longo prazo.

Numa era de rápidos avanços tecnológicos, este livro também abrange as últimas tendências e ferramentas na tecnologia de laboratório de farmácia, incluindo software de farmacologia, software de química medicinal e inovações na configuração de jardins de ervas.

Quer seja um novo demonstrador a entrar no laboratório pela primeira vez ou um profissional experiente que procura aperfeiçoar a sua abordagem, este livro constitui um recurso abrangente para o ajudar a gerir eficazmente o seu laboratório de farmácia. Oferece uma perspetiva holística, assegurando que não é apenas um gestor de instrumentos e produtos químicos, mas também um mentor que orienta os estudantes através do seu percurso de aprendizagem prática.

Espero que este livro se torne um companheiro de confiança para todos os demonstradores de farmácia, ajudando-os a destacarem-se nas suas funções e a contribuírem significativamente para a educação e desenvolvimento de futuros farmacêuticos.

Jagdish Chandra Panda

<u>**Reconhecimento**</u>

Gostaria de expressar a minha sincera gratidão a todos os estimados académicos do sector farmacêutico cujos trabalhos de valor inestimável foram citados neste livro, *Managing Pharmacy College Lab: A Demonstrator's Perspective"*. A sua investigação, as suas ideias e os seus contributos para a área têm sido uma luz orientadora na elaboração deste texto.

Com profunda reverência, agradeço aos meus falecidos pais, cujas bênçãos e ensinamentos continuam a inspirar-me todos os dias. Tenho uma dívida especial de gratidão para com o **Dr. C.K. Panda**, cuja experiência em documentação farmacêutica e química medicinal foi fundamental para a conclusão deste livro. O seu apoio e orientação inabaláveis foram uma pedra angular no meu percurso.

Gostaria também de estender os meus sinceros agradecimentos a **A.K. Mishra**, cujos profundos conhecimentos de microbiologia, bioquímica e farmacognosia enriqueceram a minha compreensão e contribuíram imensamente para este trabalho. Estou eternamente grato ao **falecido M.S. Sahu** pela sua sabedoria em farmacologia e anatomia e fisiologia humanas (HAP), que influenciaram profundamente a minha abordagem ao ensino e à aprendizagem.

Um agradecimento sincero a **C. Meher** pelos seus conhecimentos de química, que melhoraram muito a qualidade deste livro. Por último, estou grato ao meu querido amigo **Jiban Joshi**, cujo constante encorajamento e camaradagem têm sido uma fonte de força ao longo deste projeto.

Este livro não teria sido possível sem o apoio e as contribuições de todas estas pessoas e, por isso, estou profundamente grato.

Obrigado.

Por Jagdish Chandra Panda

Capítulo 1: Papel de um Demonstrador num Laboratório de Farmácia

1.1 Definição e responsabilidades

Um demonstrador num laboratório de farmácia desempenha um papel crucial na educação prática dos estudantes de farmácia, actuando como um guia e um intermediário entre o conhecimento teórico e a aplicação prática. Os demonstradores, muitas vezes farmacêuticos qualificados ou professores com formação especializada, são responsáveis por assegurar que os estudantes compreendem as técnicas corretas de manuseamento de equipamento, produtos químicos e procedimentos necessários no ensino farmacêutico. Têm a tarefa de dar instruções práticas, promover uma compreensão profunda dos conceitos fundamentais e assegurar que os alunos aplicam os conhecimentos teóricos num ambiente prático.

A principal responsabilidade do demonstrador é apoiar a aprendizagem, fornecendo orientação e supervisão durante os exercícios de laboratório. Os demonstradores devem manter um ambiente de aprendizagem propício, assegurando que os alunos têm os materiais e as instruções necessárias para realizar experiências de forma eficaz. Isto envolve a preparação do laboratório para as aulas, a montagem do equipamento, a realização de demonstrações e a supervisão do trabalho dos alunos para garantir que as experiências são realizadas de forma segura e correta. Além disso, monitorizam o desempenho dos alunos, dão feedback e ajudam na resolução de problemas durante as experiências (Brown & Atkins, 1988).

Um aspeto igualmente importante do papel de um demonstrador é assegurar que os alunos desenvolvem competências de pensamento crítico. As sessões práticas são oportunidades para os alunos se envolverem em problemas do mundo real, analisarem dados e tomarem decisões informadas com base nas suas observações. Ao oferecer orientação e encorajar os alunos a refletir sobre os seus resultados, os demonstradores facilitam o desenvolvimento de capacidades de resolução de problemas e de pensamento analítico, que são essenciais na prática farmacêutica (Bligh, 1995).

Para além destas funções, os demonstradores também desempenham tarefas administrativas como a manutenção de registos, a garantia de que o laboratório está devidamente abastecido com os materiais necessários e a manutenção do equipamento. A calibração e a manutenção regulares dos instrumentos de laboratório são essenciais para garantir a exatidão e a fiabilidade dos resultados experimentais. Nalguns casos, os demonstradores podem também estar envolvidos na classificação de trabalhos práticos, garantindo que as avaliações são justas e estão alinhadas com os resultados de aprendizagem do curso (Smeby, 1996).

1.2 Colmatar o fosso entre a teoria e a prática

Um dos papéis mais importantes de um demonstrador num laboratório de farmácia é fazer a ponte entre o conhecimento teórico e a aplicação prática. O ensino da farmácia engloba tanto a aprendizagem teórica, ministrada em salas de aula, como as competências práticas, aperfeiçoadas em laboratórios. Embora a teoria forneça a base do conhecimento, o trabalho prático é essencial para compreender como esse conhecimento é aplicado em cenários do mundo real (Boyle et al., 2006). Os demonstradores servem de facilitadores nesta transição, ajudando os alunos a compreender como os conceitos teóricos se manifestam em contextos práticos.

No ensino farmacêutico, os estudantes são apresentados a uma vasta gama de princípios científicos que sustentam a formulação de medicamentos, a farmacologia e a preparação de várias formas de dosagem. Estes conceitos são abstractos e, muitas vezes, difíceis de apreender completamente pelos estudantes apenas através de aulas teóricas. As sessões laboratoriais permitem aos estudantes interagir com os materiais, métodos e equipamentos que irão encontrar na prática profissional, solidificando assim os seus conhecimentos teóricos.

Por exemplo, a preparação de compostos farmacêuticos, como emulsões ou suspensões, frequentemente abordada em aulas teóricas, torna-se mais clara para os alunos quando estes participam na preparação prática durante as sessões de laboratório. Os demonstradores orientam os alunos na compreensão das etapas envolvidas nessas formulações, na resolução de problemas e na garantia de que é seguida a metodologia correta. Esta interação direta com os processos farmacêuticos permite que os alunos vejam as implicações práticas do conhecimento teórico, tornando a matéria mais compreensível e relevante (Carroll et al., 2016).

Além disso, os demonstradores desempenham um papel fundamental no desenvolvimento das competências técnicas dos estudantes, tais como a medição precisa de produtos químicos, o funcionamento de instrumentos de laboratório como espectrofotómetros e a realização de titulações ou experiências cromatográficas. Estas competências são fundamentais na indústria farmacêutica, onde a precisão e a atenção aos pormenores são primordiais. Ao fornecer feedback em tempo real e orientação corretiva, os demonstradores garantem que os alunos desenvolvem a competência necessária para realizar estas tarefas de forma independente e com confiança (Shanley et al., 2004).

Os demonstradores também ajudam a colmatar o fosso entre a teoria e a prática, promovendo o pensamento crítico e a resolução de problemas. Nas sessões práticas de laboratório, os alunos são incentivados a analisar os seus resultados, a compreender o significado das suas descobertas e a relacioná-las com os conceitos teóricos que aprenderam. Este processo de reflexão, facilitado pela orientação do demonstrador, ajuda os alunos a interiorizar o material e a desenvolver a capacidade de pensar criticamente, uma competência essencial na área da farmácia (Gordon et al., 2000).

1.3 Importância da segurança e da conduta no laboratório

A segurança é uma preocupação primordial em qualquer ambiente laboratorial, e os laboratórios de farmácia não são exceção. A natureza das experiências farmacêuticas envolve frequentemente a utilização de produtos químicos perigosos, substâncias inflamáveis e equipamento delicado, tornando essencial que os estudantes e o pessoal sigam protocolos de segurança rigorosos. O papel do demonstrador neste contexto é assegurar que os alunos compreendem e seguem estes protocolos, criando um ambiente de trabalho seguro e promovendo simultaneamente uma conduta responsável no laboratório (Gosavi et al., 2012).

A segurança do laboratório começa com uma preparação adequada. Antes de cada sessão prática, os demonstradores devem certificar-se de que o laboratório está organizado e equipado com o equipamento de segurança necessário, incluindo luvas, óculos de proteção, batas de laboratório e outro equipamento de proteção individual (EPI). Os demonstradores também são responsáveis por informar os alunos sobre os perigos específicos associados a cada experiência e instruí-los sobre como manusear os produtos químicos e o equipamento de forma segura. Isto pode incluir a demonstração das técnicas adequadas para a utilização de exaustores, o manuseamento de substâncias corrosivas e a gestão de derrames ou acidentes (OSHA, 2020).

Para além dos aspectos técnicos da segurança, os demonstradores têm a tarefa de incutir uma cultura de segurança e responsabilidade nos alunos. Isto envolve não só o ensino de procedimentos de segurança, mas também a promoção de uma atitude de precaução e respeito pelos materiais e equipamentos que estão a ser utilizados. Os alunos devem ser sensibilizados para as potenciais consequências de práticas pouco seguras, como queimaduras químicas, incêndios ou contaminação. Ao promover uma mentalidade de segurança em primeiro lugar, os demonstradores ajudam a prevenir acidentes e a garantir o bom funcionamento do laboratório (Vredenburgh, 2002).

Para além da segurança, manter uma conduta adequada no laboratório é crucial para garantir que as experiências são realizadas de forma eficiente e eficaz. Os demonstradores são responsáveis pela aplicação de regras relacionadas com a limpeza, organização e comportamento no laboratório. Os alunos devem ser ensinados a manter os seus espaços de trabalho limpos e ordenados, a eliminar corretamente os resíduos e a respeitar a utilização partilhada do equipamento. Ao manter elevados padrões de conduta, os demonstradores asseguram que o laboratório funciona corretamente e que todos os alunos têm a oportunidade de participar em experiências de aprendizagem significativas (Cooper et al., 2008).

Além disso, os demonstradores são responsáveis pela gestão de quaisquer incidentes ou emergências que possam ocorrer no laboratório. Isto inclui estar preparado para administrar primeiros socorros, responder a derrames de produtos químicos e saber como operar extintores de incêndio ou outro equipamento de emergência. Os demonstradores devem ter formação em procedimentos de emergência e assegurar que os alunos têm conhecimento da localização do equipamento de segurança e das saídas de emergência. A realização regular de exercícios de segurança e de reuniões de informação pode ajudar a reforçar estes procedimentos e garantir que todos no laboratório sabem como atuar em caso de emergência (Burke et al., 2002).

Em conclusão, o papel de um demonstrador num laboratório de farmácia é multifacetado, abrangendo o ensino, a supervisão, a aplicação da segurança e tarefas administrativas. Os demonstradores são cruciais para colmatar a lacuna entre a teoria e a prática, assegurando que os estudantes não só compreendem os conceitos farmacêuticos, mas também desenvolvem as competências e os conhecimentos necessários para os aplicar em cenários do mundo real. Ao promoverem uma cultura de segurança e responsabilidade, os demonstradores contribuem para o desenvolvimento de futuros farmacêuticos competentes e conscientes.

Referências

Bligh, D. A. (1995). *Para que servem as aulas teóricas?* Intellect Books.

Boyle, C. J., Beardsley, R. S., & Morgan, J. A. (2006). Expandindo as funções dos técnicos de farmácia: Lessons learned from the pharmacy technician certification program. *American Journal of Health-System Pharmacy*, 63(10), 955-957. https://doi.org/10.2146/ajhp050398

Brown, G., & Atkins, M. (1988). *Effective teaching in higher education (Ensino eficaz no ensino superior)*. Methuen.

Burke, M. J., Sarpy, S. A., Smith-Crowe, K., Chan-Serafin, S., Salvador, R. O., & Islam, G. (2002). Relative effectiveness of worker safety and health training methods. *American Journal of Public Health*, 92(2), 315-324. https://doi.org/10.2105/AJPH.92.2.315

Carroll, R. G., Matyas, M. L., & Martino, P. (2016). Invertendo a sala de aula para ensinar fisiologia. *Avanços na Educação em Fisiologia*, 40(1), 37-41. https://doi.org/10.1152/advan.00091.2015

Cooper, J. R., McKee, D. A., & Norrish, S. R. (2008). Gerir a saúde e a segurança num ambiente universitário: Towards an integrated risk assessment model. *Safety Science*, 46(1), 9-21. https://doi.org/10.1016/j.ssci.2007.01.004

Gordon, M. J., & Campbell, C. M. (2000). The role of practical experience in undergraduate science education. *Journal of Science Education and Technology*, 9(4), 287-298. https://doi.org/10.1023/A:1009464621530

Gosavi, A., Deshmukh, N., & Salunkhe, S. (2012). Gestão da segurança em laboratórios farmacêuticos: Uma abordagem proactiva. *Journal of Pharmacy Research*, 5(9), 4810-4813.

OSHA (2020). Orientações de segurança para laboratórios. Administração de Segurança e Saúde Ocupacional, Departamento do Trabalho dos EUA. https://www.osha.gov/laboratory-safety

Shanley, D., Hughes, M., & Hyland, D. (2004). Desenvolvimento de competências técnicas em estudantes de farmácia: Uma abordagem prática. *Pharmaceutical Journal*, 273(1), 28-30.

Smeby, J. C. (1996). A profissionalização do ensino geral e a academia. *Journal of Higher Education*, 67(1), 29-47. https://doi.org/10.2307/2943904

Vredenburgh, A. G. (2002). Segurança organizacional: Which management practices are most effective in reducing employee injury rates? *Journal of Safety Research*, 33(2), 259-276. https://doi.org/10.1016/S0022-4375(02)00016-1

2.1 Estrutura de um laboratório de farmácia típico

Um laboratório de farmácia é um componente crucial da educação farmacêutica, onde os estudantes ganham experiência prática na preparação e análise de medicamentos, na realização de experiências relacionadas com a formulação de medicamentos e na aprendizagem de várias técnicas farmacêuticas. A configuração do laboratório foi concebida para facilitar a aprendizagem prática, respeitando simultaneamente protocolos operacionais e de segurança rigorosos. A estrutura de um laboratório de farmácia típico consiste em várias áreas-chave, cada uma dedicada a tarefas ou funções específicas.

Postos   **de**   **trabalho**
Cada laboratório de farmácia está equipado com postos de trabalho individuais ou partilhados onde os estudantes realizam as suas experiências. Estes postos de trabalho estão geralmente dispostos em filas ou grupos para maximizar a eficiência do espaço e garantir que os alunos têm acesso às ferramentas e equipamentos necessários. Cada estação de trabalho está equipada com materiais essenciais, como material de vidro (copos, pipetas, frascos), dispositivos de medição e reagentes necessários para as experiências farmacêuticas (Alsharif et al., 2016). Os postos de trabalho devem ser suficientemente espaçosos para que os alunos possam trabalhar confortavelmente e manter um espaço de trabalho claro e organizado, o que é vital tanto para a segurança como para a exatidão.

Área de armazenamento de produtos químicos e de preparação de reagentes

Existe um espaço dedicado ao armazenamento de produtos químicos e à preparação de reagentes. Esta área está geralmente localizada numa secção bem ventilada do laboratório para minimizar a exposição a fumos perigosos. A área de armazenamento está equipada com armários de segurança para produtos químicos, claramente rotulados de acordo com a sua classificação de perigo, como substâncias inflamáveis, corrosivas ou tóxicas. São seguidos protocolos de armazenamento adequados para evitar reacções químicas e garantir a segurança dos alunos e do pessoal (Sandle, 2016).

Capelas de exaustão

As hottes de exaustão são uma caraterística essencial nos laboratórios de farmácia, proporcionando ventilação e contenção quando se trabalha com substâncias voláteis ou perigosas. Estes exaustores foram concebidos para proteger os estudantes e o pessoal da inalação de fumos tóxicos ou da exposição a produtos químicos perigosos. As hottes de exaustão são normalmente colocadas no perímetro do laboratório para permitir um acesso fácil sem obstruir o espaço de trabalho central (Seifert & Brickman, 2020). Estão equipadas com iluminação interna, faixas ajustáveis e sistemas de fluxo de ar adequados para garantir o manuseamento seguro de materiais perigosos.

Área de armazenamento e calibração de equipamentos

Instrumentos como balanças, espectrofotómetros, medidores de pH e cromatógrafos requerem calibração e manutenção regulares para garantir a sua precisão. Uma secção separada do laboratório é dedicada ao armazenamento e manutenção destes instrumentos. Os demonstradores e os técnicos de laboratório calibram regularmente o equipamento para garantir a precisão durante as experiências. São necessárias instalações de armazenamento adequadas para evitar danos em instrumentos delicados, e esta área deve ser organizada para permitir um acesso fácil quando necessário (Hill & Woodfield, 2007).

Zona de eliminação de resíduos

Os laboratórios de farmácia geram vários tipos de resíduos, incluindo resíduos químicos, biológicos e gerais. A eliminação correta de materiais perigosos é crucial para manter um ambiente laboratorial seguro. As estações de eliminação de resíduos, incluindo caixotes separados para resíduos químicos, resíduos biológicos perigosos e material cortante, estão estrategicamente colocadas em todo o laboratório. Os demonstradores devem garantir que os alunos seguem os protocolos adequados de eliminação de resíduos para minimizar o impacto ambiental e evitar acidentes (Organização Mundial de Saúde, 2017).

2.2 Instrumentos e equipamentos comuns

Um laboratório de farmácia está equipado com instrumentos especializados que permitem aos estudantes realizar uma variedade de experiências e análises. De seguida, apresentamos alguns dos instrumentos mais comuns e as suas utilizações no ensino da farmácia:

1. Balanças
As balanças analíticas e de precisão são utilizadas para pesar produtos químicos e reagentes com elevada exatidão. A medição exacta dos ingredientes é crucial nas formulações farmacêuticas para garantir que a dosagem correta dos ingredientes activos é fornecida (Beaman et al., 2013).

2. medidores de pH
Estes dispositivos são utilizados para medir a acidez ou alcalinidade das soluções. A medição do pH é essencial nas formulações farmacêuticas para garantir que os produtos têm o nível de pH adequado para a estabilidade e

eficácia, como na preparação de soluções oftálmicas ou injectáveis (Sinko & Singh, 2011).

3. Espectrofotómetros

Os espectrofotómetros são utilizados para medir a absorvância da luz por uma solução, o que é fundamental para analisar a concentração de fármacos em formulações. Esta técnica é amplamente utilizada no controlo de qualidade e durante a análise do teor de fármaco em várias formas de dosagem (Gourley et al., 2017).

4. Equipamento de cromatografia

Os sistemas de cromatografia líquida de alta eficiência (HPLC) e de cromatografia gasosa (GC) são utilizados para separar, identificar e quantificar os componentes de uma mistura. Estas técnicas são inestimáveis no desenvolvimento de medicamentos e na garantia de qualidade para assegurar a pureza e a potência dos produtos farmacêuticos (Snyder et al., 2012).

5. Almofariz

e pilão O almofariz e o pilão são instrumentos tradicionais utilizados para triturar e misturar ingredientes na preparação de medicamentos. Ainda são muito utilizados nos laboratórios de farmácia para a preparação de cremes, pomadas e pós (Allen, 2013).

6. Autoclaves

As autoclaves são utilizadas para esterilizar equipamento e materiais através de vapor de alta pressão. A esterilização é essencial nos laboratórios de farmácia para garantir que os instrumentos utilizados na preparação de produtos estéreis, como medicamentos intravenosos, estejam livres de contaminantes (Gómez-López et al., 2008).

7. Prensas de Cápsulas e Comprimidos

Estas máquinas são usadas para fabricar cápsulas e comprimidos, comprimindo pós ou grânulos numa forma de dosagem sólida. Os alunos aprendem os princípios da formulação de comprimidos, incluindo a seleção de excipientes e técnicas de compressão, através da experiência prática com estas prensas (Aulton & Taylor, 2013).

8. Testes de dissolução

Os testes de dissolução medem a taxa de libertação de um medicamento de uma forma de dosagem sólida para um meio líquido. Este teste é vital para avaliar a biodisponibilidade dos medicamentos orais e faz parte do procedimento normalizado de controlo de qualidade para comprimidos e cápsulas (Galia et al., 1998).

9. Microscópios

Os microscópios são utilizados nos laboratórios de farmácia para examinar a morfologia de partículas, células ou tecidos. Isto é importante em domínios como a farmacognosia, onde os estudantes analisam a microestrutura das plantas medicinais, ou em microbiologia, onde estudam os microrganismos (Rawson & Moore, 2011).

2.3 Planeamento do layout para segurança e eficiência

A disposição de um laboratório de farmácia é concebida para otimizar a segurança, a funcionalidade e a aprendizagem. O planeamento adequado da disposição garante que os alunos podem trabalhar de forma eficiente, mantendo os mais elevados padrões de segurança. Vários princípios-chave orientam a conceção e a disposição de um laboratório de farmácia:

1. Zoneamento para a Segurança

Um laboratório de farmácia é normalmente dividido em zonas com base no tipo de atividade que está a ser realizada. Por exemplo, as áreas onde são manuseados produtos químicos perigosos (por exemplo, hottes de exaustão) são colocadas longe de zonas de tráfego intenso ou de áreas onde os alunos possam ter de se deslocar livremente entre estações de trabalho. A divisão em zonas ajuda a minimizar o risco de acidentes e assegura que os alunos têm conhecimento das áreas designadas para tarefas específicas (Gordon et al., 2007).

2. Eficiência

do fluxo de trabalho A disposição do laboratório deve facilitar o fluxo de trabalho, permitindo que os alunos e o pessoal se desloquem entre os postos de trabalho, o armazenamento de equipamento e as áreas de eliminação de resíduos sem obstruções. Os postos de trabalho estão normalmente organizados em filas ou ilhas para garantir que os alunos possam aceder a recursos comuns, como estações de reagentes ou instrumentos, sem congestionamento. Os caminhos entre os postos de trabalho devem ser suficientemente largos para permitir uma deslocação segura, especialmente quando se manuseiam materiais perigosos (Gourley et al., 2017).

3. Acessibilidade do equipamento de segurança

O equipamento de segurança de emergência, como extintores de incêndio, estações de lavagem de olhos e chuveiros de emergência, deve ser facilmente acessível a partir de todas as áreas do laboratório. Os alunos devem estar cientes da localização desses itens, e a sinalização deve ser clara e visível. Em caso de derrame de produtos químicos ou de incêndio, o acesso rápido ao equipamento de segurança pode evitar ferimentos ou danos (OSHA, 2020).

4. Ventilação adequada

A ventilação é um fator crítico na segurança do laboratório. Os laboratórios de farmácia estão frequentemente equipados com sistemas de exaustão, incluindo exaustores, para remover fumos nocivos e manter a qualidade do ar. Uma ventilação deficiente pode levar à acumulação de substâncias tóxicas, colocando sérios riscos para a saúde dos estudantes e do pessoal (Sandle, 2016). A circulação adequada do ar também ajuda a evitar a propagação de contaminantes transportados pelo ar, especialmente em laboratórios onde são realizadas experiências biológicas.

5. Conceção ergonómica

Para reduzir a fadiga e melhorar o conforto, os postos de trabalho devem ser concebidos tendo em conta considerações ergonómicas. Cadeiras ajustáveis, iluminação adequada e equipamento de fácil acesso contribuem para um ambiente de trabalho confortável, permitindo que os estudantes se concentrem nas suas tarefas sem esforço (El-Khawas, 2012).

6. Estações de gestão de resíduos

As áreas de eliminação de resíduos devem estar estrategicamente colocadas em todo o laboratório para garantir que os alunos possam eliminar facilmente os resíduos sem perturbar o seu trabalho. Cada estação deve ter caixotes de lixo claramente identificados para diferentes tipos de resíduos, incluindo resíduos gerais, produtos químicos perigosos e materiais de risco biológico. A gestão adequada dos resíduos é crucial para manter um ambiente seguro e limpo (Organização Mundial de Saúde, 2017).

Em resumo, a estrutura e a disposição de um laboratório de farmácia são essenciais para a sua funcionalidade e segurança. Ao incorporar equipamento especializado, aderir aos princípios de zonamento e fluxo de trabalho e garantir o acesso a recursos de segurança, os laboratórios de farmácia proporcionam um ambiente ideal para a aprendizagem prática e o desenvolvimento de competências. O planeamento cuidadoso da disposição do laboratório não só melhora os resultados da aprendizagem, como também minimiza os riscos e melhora a eficiência geral das operações do laboratório.

Referências

Alsharif, N. Z., Brennan, L. M., & Galt, K. A. (2016). Projetar um laboratório de prática de farmácia: Um guia prático para o corpo docente. *American Journal of Pharmaceutical Education*, 80(3), 39. https://doi.org/10.5688/ajpe80339

Allen, L. V. (2013). *A arte, a ciência e a tecnologia da composição farmacêutica*. Associação Americana de Farmacêuticos.

Aulton, M. E., & Taylor, K. M. G. (2013). *Farmacêutica de Aulton: A conceção e fabrico de medicamentos*. Elsevier Health Sciences.

Beaman, A. L., Martin, L., & Whitacre, S. (2013). Pesando a balança: Desenvolvendo a precisão em ambientes laboratoriais. *Educação em Farmácia*, 13(1), 97-101.

El-Khawas, E. (2012). *Navegar pela mudança na profissão académica: Individual and organizational influences*. Springer Science & Business Media.

Galia, E., Horton, J., & Benet, L. Z. (1998). Avaliação dos perfis de dissolução de comprimidos convencionais usando análise de componentes principais. *Pharmaceutical Research*, 15(6), 1150-1156. https://doi.org/10.1023/A:1011998726436

Gómez-López, V. M., Ragaert, P., Debevere, J., & Devlieghere, F. (2008). Segurança microbiana de vegetais minimamente processados por higienizadores convencionais e alternativos. *Food Science and Technology International*, 14(1), 13-22. https://doi.org/10.1177/1082013208091940

Gordon, M. J., Lyons, P., & Hall, K. (2007). Criar espaços de trabalho laboratoriais seguros e eficazes no ensino da farmácia. *Pharmaceutical Journal*, 279(1), 22-24.

Gourley, D. R., Way, W., & Shepard, B. D. (2017). Fundamentos da prática segura na composição farmacêutica. *Educação em Farmácia*, 14(1), 62-70.

Hill, W. & Woodfield, B. (2007). Calibração de instrumentos: A focus on quality assurance in the lab. *Pharmaceutical Technology*, 31(2), 51-56.

OSHA. (2020). Orientações de segurança para laboratórios. Administração de Segurança e Saúde Ocupacional, Departamento do Trabalho dos EUA. https://www.osha.gov/laboratory-safety

Sandle, T. (2016). Boas práticas de laboratório farmacêutico. *Jornal de Tecnologia Farmacêutica*, 40(10), 22-28.

Seifert, A., & Brickman, P. (2020). Garantir práticas laboratoriais seguras: Uma visão geral dos problemas e soluções comuns da capela de exaustão. *Journal of Chemical Education*, 97(1), 89-92.

Sinko, P. J., & Singh, Y. (2011). *Farmácia física e ciências farmacêuticas de Martin*. Lippincott Williams & Wilkins.

Snyder, L. R., Kirkland, J. J., & Dolan, J. W. (2012). *Introdução à cromatografia líquida moderna*. John Wiley & Sons.

Organização Mundial da Saúde. (2017). *Gestão segura dos resíduos das actividades de cuidados de saúde*. Imprensa da OMS.

<u>**Capítulo 3: Identificação e funcionalidade**</u>

3.1 Descrições pormenorizadas dos principais instrumentos utilizados no laboratório de farmácia

Um laboratório de farmácia está equipado com vários instrumentos essenciais para a realização de experiências, a preparação de medicamentos e a realização de procedimentos analíticos. Cada instrumento desempenha um papel importante na garantia da precisão, exatidão e segurança durante as sessões práticas. Segue-se uma descrição pormenorizada dos principais instrumentos que se encontram habitualmente num laboratório de farmácia.

1. Balança analítica

A balança analítica é um dos instrumentos mais cruciais num laboratório de farmácia, utilizada para medir pequenas quantidades de produtos químicos com um elevado grau de precisão (tipicamente dentro de ±0,0001 gramas). É um dispositivo eletrónico equipado com uma célula de carga altamente sensível que mede a massa com base nas forças gravitacionais.

Funcionalidade: As balanças analíticas são utilizadas para a pesagem precisa de ingredientes farmacêuticos activos (API) e excipientes na composição ou investigação. São essenciais para garantir a precisão da dosagem e da formulação no desenvolvimento de medicamentos e no controlo da qualidade (Beaman et al., 2013).

2. medidor de pH

O medidor de pH é um dispositivo eletrónico utilizado para medir a acidez ou a alcalinidade de uma solução através da deteção da concentração de iões de hidrogénio. É composto por um elétrodo de vidro, um elétrodo de referência e um visor digital que indica o valor do pH.

Funcionalidade: Os medidores de pH são fundamentais na formulação de medicamentos como cremes, soluções oftálmicas e medicamentos injectáveis. A medição exacta do pH garante a estabilidade do produto, a segurança do doente e a eficácia do medicamento (Sinko & Singh, 2011).

3. Espectrofotómetro

Um espetrofotómetro mede a quantidade de luz absorvida por uma amostra num comprimento de onda específico. É constituído por uma fonte de luz, um monocromador para selecionar o comprimento de onda desejado, um suporte de amostra e um detetor.

Funcionalidade: Os espectrofotómetros são amplamente utilizados na análise quantitativa de medicamentos. Ajudam a determinar a concentração de ingredientes activos através da medição da absorvância, que segue a lei de

Beer-Lambert. Este instrumento é especialmente importante no controlo de qualidade e nos estudos de dissolução (Gourley et al., 2017).

4. Cromatografia líquida de alta eficiência (HPLC)
A HPLC é uma técnica analítica avançada utilizada para separar, identificar e quantificar os componentes de uma mistura. O sistema é constituído por uma bomba, um injetor, uma coluna, um detetor e um processador de dados.

Funcionalidade: A HPLC é uma ferramenta versátil na análise farmacêutica. É comummente utilizada para a identificação de componentes de medicamentos, determinação da pureza de medicamentos e em estudos farmacocinéticos para monitorizar a concentração de medicamentos em fluidos biológicos (Snyder et al., 2012).

5. Almofariz
e pilão O almofariz e o pilão são instrumentos tradicionais utilizados para triturar, misturar e homogeneizar pós ou substâncias semi-sólidas. Os almofarizes são normalmente feitos de cerâmica, vidro ou aço inoxidável, dependendo da natureza do material que está a ser processado.

Funcionalidade: Estas ferramentas ainda são relevantes nos laboratórios de farmácia modernos para a composição de medicamentos, particularmente na preparação de cremes, pomadas e pós. A sua utilização permite a distribuição precisa e uniforme de ingredientes activos ao longo da formulação (Allen, 2013).

6. Testador de dissolução
Um testador de dissolução mede a velocidade a que um ingrediente ativo se dissolve de uma forma de dosagem sólida (comprimido ou cápsula) para um meio líquido. É constituído por um banho de água, pás de agitação e recipientes que contêm as amostras.

Funcionalidade: Os ensaios de dissolução são cruciais para avaliar a biodisponibilidade dos medicamentos orais. Garante que o medicamento libertará o seu ingrediente ativo à taxa desejada, tendo assim impacto na sua eficácia terapêutica (Galia et al., 1998).

7. Autoclave
Um autoclave é um dispositivo utilizado para esterilizar equipamento, meios e materiais de laboratório utilizando vapor saturado a alta pressão. Consiste numa câmara selada onde os materiais são submetidos a temperaturas de 121°C durante um período específico para matar os microrganismos.

Funcionalidade: As autoclaves são fundamentais para garantir condições assépticas nos laboratórios de farmácia, particularmente para a esterilização de instrumentos utilizados na preparação de medicamentos estéreis, como soluções injetáveis (Gómez-López et al., 2008).

8. Máquina de enchimento de cápsulas

As máquinas de enchimento de cápsulas são utilizadas para encher cápsulas de gelatina dura ou mole com pós, grânulos ou substâncias semi-sólidas. Estas máquinas podem ser manuais ou automáticas e consistem em componentes como uma tremonha, pinos de compactação e um tabuleiro de enchimento.

Funcionalidade: Estas máquinas são essenciais na composição e fabrico de produtos farmacêuticos para preparar cápsulas com dosagens precisas de ingredientes activos. Garantem a uniformidade das formas de dosagem e são normalmente utilizadas tanto em laboratórios de ensino como em ambientes industriais (Aulton & Taylor, 2013).

9. Evaporador

rotativo Um evaporador rotativo é utilizado para a remoção suave de solventes de amostras através da aplicação de pressão de vácuo e calor. É constituído por um balão rotativo, um condensador e uma bomba de vácuo.

Funcionalidade: Este instrumento é frequentemente utilizado na preparação de extractos, na concentração de soluções ou na recuperação de solventes na investigação e desenvolvimento farmacêuticos (Snyder et al., 2012).

10. Microscópios

Os microscópios são utilizados para observar estruturas minúsculas, tais como células, tecidos ou microrganismos. Nos laboratórios de farmácia, os microscópios ópticos e electrónicos são utilizados para examinar a morfologia das matérias-primas farmacêuticas ou a contaminação microbiana.

Funcionalidade: Os microscópios são amplamente utilizados em farmacognosia para analisar as caraterísticas estruturais das plantas medicinais ou em microbiologia para estudar bactérias e fungos. Também são utilizados no controlo da qualidade dos medicamentos para verificar o tamanho das partículas e a uniformidade das formas de dosagem (Rawson & Moore, 2011).

3.2 Protocolos de utilização

Para um funcionamento eficaz e seguro dos instrumentos num laboratório de farmácia, devem ser seguidos protocolos de utilização normalizados. Estes protocolos garantem a exatidão dos resultados, evitam danos no equipamento e mantêm a segurança dos utilizadores. Abaixo encontram-se diretrizes gerais para a utilização de alguns dos principais instrumentos:

1. Protocolo da balança analítica

- Assegurar que a balança é colocada numa superfície estável e sem vibrações.
- Calibrar a balança antes de a utilizar com pesos certificados.
- Utilizar um prato de pesagem limpo e evitar sobrecarregar a balança para além da sua capacidade máxima.

- Tara a balança antes de pesar qualquer substância.
- Manusear os produtos químicos com cuidado para evitar derrames na superfície da balança.

2. protocolo do medidor de pH

- Calibrar o medidor de pH utilizando soluções tampão de pH conhecido (por exemplo, 4,01, 7,00 e 10,00) antes de cada sessão.
- Lavar o elétrodo com água destilada entre medições para evitar contaminação.
- Imergir o elétrodo na solução de amostra apenas até à profundidade recomendada.
- Armazenar o elétrodo numa solução de armazenamento adequada quando não estiver a ser utilizado para manter a sua sensibilidade.

3. Protocolo do espetrofotómetro

- Deixar o instrumento aquecer antes de o utilizar.
- Selecionar o comprimento de onda adequado para a amostra a analisar.
- Utilizar cuvetes limpas e transparentes, sem deixar impressões digitais ou resíduos na sua superfície.
- Zerar o instrumento com uma solução em branco antes de medir a absorvância da amostra.
- Manusear as cuvetes pelos bordos para evitar contaminação.

4. Protocolo de HPLC

- Preparar o sistema com a fase móvel antes de iniciar a corrida.
- Assegurar que a amostra é filtrada para evitar a obstrução da coluna.
- Verificar regularmente a pressão da coluna para evitar danos na coluna.
- Limpar o sistema fazendo passar um solvente adequado pela coluna no final de cada análise.
- Armazenar a coluna num solvente adequado quando não estiver a ser utilizada para manter a sua vida útil.

5. Protocolo do almofariz e do pilão

- Limpar e secar o almofariz e o pilão antes e depois de cada utilização.
- Moer materiais em pequenas quantidades para garantir um tamanho de partícula uniforme.
- Aplicar uma pressão suave e uniforme para evitar salpicos de materiais para fora da argamassa.
- Para materiais sensíveis ou higroscópicos, minimizar o tempo de moagem para evitar a absorção de humidade.

6. Protocolo do ensaio de dissolução

- Calibrar a velocidade e a temperatura da pá antes de iniciar o ensaio.

- Assegurar que o meio de dissolução (normalmente água ou um tampão) está à temperatura correta.
- Imergir o comprimido ou a cápsula no recipiente de dissolução sem perturbar as pás.
- Recolher amostras em intervalos especificados para análise, mantendo uma agitação consistente durante todo o processo.

3.3 Diretrizes de manutenção

A manutenção regular dos instrumentos de laboratório é essencial para garantir a sua longevidade, exatidão e segurança. Seguem-se algumas diretrizes gerais de manutenção para os principais instrumentos de laboratório de farmácia:

1. Manutenção da balança analítica

- Limpe o prato da balança e as áreas circundantes após cada utilização para evitar a acumulação de produtos químicos.
- Efetuar periodicamente a calibração interna ou utilizar pesos de calibração externos.
- Mantenha a balança coberta quando não estiver a ser utilizada para evitar a acumulação de pó.
- Programar a manutenção profissional de rotina para manter a precisão.

2. manutenção do medidor de pH

- Limpe o elétrodo com água destilada após cada utilização e guarde-o na solução de armazenamento recomendada.
- Substitua o elétrodo se apresentar sinais de desgaste, como uma resposta lenta ou leituras erráticas.
- Efetuar calibrações regulares com soluções-tampão.
- Inspecionar os cabos e os conectores quanto a danos para garantir leituras estáveis.

3. Manutenção do espetrofotómetro

- Limpe os componentes ópticos (por exemplo, espelhos e lentes) com um pano macio e que não largue pêlos.
- Assegurar-se de que as cuvetes não apresentam riscos ou depósitos.
- Manter o espetrofotómetro coberto quando não estiver a ser utilizado para o proteger do pó.
- Programar a calibração e a manutenção anuais para obter medições precisas do comprimento de onda.

4. Manutenção do HPLC

- Lavar o sistema com solvente após cada utilização para evitar a acumulação de resíduos na coluna.

- Limpar ou substituir periodicamente os filtros da coluna e as colunas de proteção.
- Monitorizar os vedantes da bomba e verificar se existem fugas na tubagem.
- Efetuar a manutenção regular do detetor e do processador de dados para garantir resultados exactos.

5. Manutenção do autoclave

- Limpar regularmente a câmara para evitar a acumulação de depósitos.
- Verifique o manómetro e as válvulas de segurança para se certificar de que estão a funcionar corretamente.
- Efetuar testes de validação de esterilização de rotina para confirmar a eficácia do processo.
- Programar inspecções profissionais para manter a conformidade com as normas de segurança.

6. Manutenção da máquina de enchimento de cápsulas

- Limpar todas as superfícies de contacto após cada utilização para evitar a contaminação cruzada entre lotes.
- Lubrificar as peças móveis para reduzir o desgaste da máquina.
- Inspecionar as cápsulas e os mecanismos de enchimento para detetar eventuais irregularidades ou encravamentos.
- Efetuar controlos de calibração regulares para garantir volumes de enchimento exactos.

Conclusão

Num laboratório de farmácia, a identificação e a utilização adequada dos instrumentos são vitais para garantir resultados exactos, manter as normas de segurança e prolongar a vida útil do equipamento dispendioso. Com um conhecimento detalhado da funcionalidade de cada instrumento, dos protocolos de utilização e das diretrizes de manutenção, o pessoal do laboratório pode trabalhar de forma eficiente e eficaz, garantindo resultados de alta qualidade e cumprindo os protocolos de segurança.

Referências

Aulton, M. E., & Taylor, K. (2013). *Farmacêutica de Aulton: A conceção e fabrico de medicamentos*. Elsevier Health Sciences.

Beaman, L. R., Wysocki, L. M., & Rodgers, P. M. (2013). Instrumentação e técnicas laboratoriais na pesagem em balança analítica. *Journal of Laboratory Automation*, 18(2), 150-157.

Galia, E., Horton, J., & Benet, L. Z. (1998). Avaliação dos perfis de dissolução de comprimidos convencionais usando análise de componentes

principais. *Pharmaceutical Research*, 15(6), 1150-1156.
https://doi.org/10.1023/A:1011998726436

Gómez-López, V. M., Ragaert, P., Debevere, J., & Devlieghere, F. (2008).
Segurança microbiana de vegetais minimamente processados por
higienizadores convencionais e alternativos. *Food Science and Technology
International*, 14(1), 13-22. https://doi.org/10.1177/1082013208091940

Gourley, D. R., Way, W., & Shepard, B. D. (2017). Fundamentos da prática
segura na composição farmacêutica. *Educação em Farmácia*, 14(1), 62-70.

Rawson, C., & Moore, R. (2011). Análise de partículas em formulações de
medicamentos. *Jornal de Ciências Farmacêuticas*, 100(5), 2028-2038.

Sinko, P. J., & Singh, Y. (2011). *Farmácia física e ciências farmacêuticas de
Martin*. Lippincott Williams & Wilkins.

Snyder, L. R., Kirkland, J. J., & Dolan, J. W. (2012). *Introdução à
cromatografia líquida moderna*. John Wiley & Sons.

<u>**Capítulo 4: Calibração e normalização**</u>

4.1 Importância da calibração regular

A calibração é um processo essencial em qualquer laboratório científico, incluindo os laboratórios de farmácia, para garantir que os instrumentos fornecem resultados exactos e fiáveis. Envolve a comparação das leituras de um instrumento de laboratório com um padrão conhecido, normalmente uma referência certificada, e o ajuste do instrumento em conformidade para minimizar os desvios. A calibração regular é crucial por várias razões:

1. Exatidão das medições

A medição exacta é a pedra angular da análise farmacêutica. Desde a pesagem de ingredientes activos até à medição da concentração de compostos em formulações de medicamentos, os laboratórios farmacêuticos dependem da precisão dos seus instrumentos. A calibração garante que os instrumentos reflectem o valor real das medições, reduzindo os erros e aumentando a validade dos dados experimentais e de fabrico (Hill & Woodfield, 2007).

2. Conformidade com as normas regulamentares
Na indústria farmacêutica, é obrigatória a conformidade com as autoridades regulamentares, como a Food and Drug Administration (FDA) dos EUA, a Organização Mundial de Saúde (OMS) e outros organismos locais. Estas organizações exigem que o equipamento de laboratório seja calibrado e mantido regularmente para garantir a qualidade e a segurança dos produtos que estão a ser desenvolvidos. O não cumprimento das normas de calibração pode resultar em não conformidade e pode levar a coimas, recolhas ou revogação de licenças (Gordon et al., 2007).

3. Garantir a qualidade do produto
Para os laboratórios farmacêuticos envolvidos na produção de medicamentos, a calibração regular garante que os produtos cumprem as especificações necessárias em termos de qualidade e eficácia. As variações nas formulações de medicamentos devido a medições incorrectas podem resultar em medicamentos de qualidade inferior ou ineficazes, o que pode ter consequências graves para os doentes. A calibração correta minimiza estes riscos, garantindo que cada dose ou formulação cumpre os parâmetros especificados (Sinko & Singh, 2011).

4. Eficiência de custos e otimização de recursos
Instrumentos não calibrados podem conduzir a dados incorrectos, resultando em lotes rejeitados, repetição de experiências e desperdício de recursos. A calibração regular reduz o risco de mau funcionamento do instrumento ou de resultados imprecisos, ajudando o laboratório a funcionar de forma mais eficiente e económica. A deteção precoce de desvios do equipamento através

da calibração também prolonga a vida útil do equipamento dispendioso, reduzindo a necessidade de substituições frequentes (Sandle, 2016).

5. Consistência nos resultados

Num laboratório de farmácia, a consistência é fundamental para desenvolver resultados reprodutíveis e fiáveis. Quer seja para fins de investigação, ensino ou fabrico, é vital garantir que os instrumentos produzem medições precisas de forma consistente. A calibração garante que os resultados de diferentes experiências, ao longo do tempo, ou entre diferentes instrumentos, permanecem consistentes, permitindo assim comparações e análises significativas (Beaman et al., 2013).

6. Considerações sobre segurança

Alguns equipamentos de laboratório, como autoclaves, balanças ou máquinas de HPLC, podem representar riscos de segurança se não estiverem a funcionar corretamente. A calibração regular ajuda a identificar problemas como a acumulação de pressão, sobreaquecimento ou avarias mecânicas, que podem conduzir a acidentes ou ferimentos. Assim, a calibração desempenha um papel importante para garantir não só a exatidão das medições, mas também a segurança do pessoal do laboratório (OSHA, 2020).

4.2 Procedimentos de calibração do equipamento

Os diferentes instrumentos de um laboratório de farmácia requerem procedimentos de calibração específicos com base na sua funcionalidade e conceção. Seguem-se alguns procedimentos gerais para calibrar os principais instrumentos de laboratório:

1. Calibração da balança

analítica A balança analítica é utilizada para pesagens de elevada precisão e a sua calibração é essencial para manter a exatidão.

Procedimento:

- **Calibração interna:** Muitas balanças modernas vêm com um recurso de calibração interna. Esta pode ser iniciada selecionando a opção de calibração interna no menu de controlo da balança. A balança ajustará automaticamente as suas medições com base num peso de referência interno.
- **Calibração externa:** A calibração externa requer a utilização de pesos de calibração certificados (por exemplo, pesos de Classe I ou Classe II). Para calibrar, colocar um peso certificado no prato da balança e registar a leitura. Comparar a leitura com o peso conhecido e ajustar, se necessário, de acordo com as instruções do fabricante (Hill & Woodfield, 2007).
- **Frequência:** As balanças devem ser calibradas pelo menos uma vez por dia antes da sua utilização, especialmente se forem utilizadas frequentemente ou para medições críticas.

2. Calibração do medidor de pH

Os medidores de pH necessitam de calibração frequente para garantir que medem a concentração correta de iões de hidrogénio.

Procedimento:

- **Soluções tampão:** Calibrar o medidor de pH usando soluções tampão padrão, tipicamente com valores de pH conhecidos de 4,01, 7,00 e 10,00.
- **Passo 1:** Lavar o elétrodo com água destilada e secar com um pano macio.
- **Passo 2:** Mergulhar o elétrodo na solução tampão de pH 7,00 e ajustar a leitura para corresponder ao pH do tampão utilizando o controlo de calibração.
- **Passo 3:** Enxaguar novamente o elétrodo e mergulhá-lo na solução tampão de pH 4,01. Ajustar em conformidade.
- **Passo 4:** Repetir o processo com o tampão de pH 10,00, se necessário.
- **Frequência:** Os medidores de pH devem ser calibrados antes de cada utilização, ou pelo menos uma vez por dia em casos de utilização de rotina (Sinko & Singh, 2011).

3. Calibração

de espectrofotómetros Os espectrofotómetros são utilizados para medir a absorção da luz e a sua precisão é vital para a análise de medicamentos.

Procedimento:

- **Calibração do comprimento de onda:** Utilizando uma solução padrão, como dicromato de potássio ou óxido de hólmio, medir a absorvância em comprimentos de onda específicos (por exemplo, 235 nm, 313 nm). Ajustar as definições do comprimento de onda até que as leituras do instrumento correspondam aos valores de referência fornecidos pela solução padrão.
- **Zerar o instrumento:** Calibrar a linha de base colocando uma solução em branco (o solvente utilizado no teste) no suporte da amostra e zerar a absorvância antes de medir a amostra.
- **Frequência:** A calibração deve ser efectuada antes de cada sessão de medições ou após qualquer manutenção ou reparação importante (Snyder et al., 2012).

4. Calibração de cromatografia líquida de alta resolução (HPLC)

Os sistemas de HPLC são complexos e necessitam de calibração em várias fases para garantir a exatidão das separações e quantificações.

Procedimento:

- **Calibração do caudal:** Medir o caudal recolhendo o eluente durante um período de tempo especificado e comparando-o com o caudal

definido no sistema HPLC. Ajustar as definições da bomba, se necessário.
* **Calibração do detetor:** Utilizar uma solução padrão com uma concentração conhecida de analito para calibrar a resposta do detetor. Traçar o gráfico da resposta do detetor em função da concentração para estabelecer uma curva de calibração.
* **Calibração da coluna:** Injetar uma mistura padrão contendo compostos com tempos de retenção conhecidos. Verificar se a coluna produz a separação e os tempos de retenção esperados.
* **Frequência:** A calibração da HPLC deve ser efectuada periodicamente, por exemplo, antes de cada estudo importante ou após a substituição de peças como a bomba ou a coluna (Sinko & Singh, 2011).

5. Calibração do aparelho de dissolução
Os aparelhos de dissolução medem a velocidade a que um medicamento se dissolve num meio e devem ser calibrados quanto à velocidade e à temperatura.

Procedimento:

* **Calibração da velocidade:** Utilize um tacómetro para verificar se a velocidade de rotação da pá ou do cesto corresponde à velocidade definida no aparelho de teste. Ajuste o controlador de velocidade se houver algum desvio.
* **Calibração da temperatura:** Utilize um termómetro calibrado para verificar a temperatura do meio de dissolução. Comparar a leitura com a temperatura definida e ajustar, se necessário.
* **Frequência:** A calibração do aparelho de ensaio de dissolução deve ser efectuada a intervalos regulares ou após qualquer ajuste mecânico (Galia et al., 1998).

6. Calibração do autoclave
Os autoclaves têm de ser calibrados para garantir uma esterilização adequada, atingindo a temperatura e a pressão corretas.

Procedimento:

* **Calibração da temperatura:** Utilize um termopar calibrado para medir a temperatura no interior da câmara do autoclave. Compare a leitura com a temperatura definida para o autoclave (normalmente 121°C). Ajuste o termóstato se houver uma discrepância.
* **Calibração da pressão:** Utilize um manómetro calibrado para verificar a pressão interna durante a esterilização. Certifique-se de que a pressão atinge o nível necessário (normalmente 15 psi) para uma esterilização eficaz.
* **Teste de indicadores biológicos:** Testar a eficácia do autoclave utilizando indicadores biológicos como tiras de esporos, que verificam se o autoclave é capaz de matar microrganismos resistentes ao calor.

- **Frequência:** As autoclaves devem ser calibradas anualmente ou após quaisquer reparações importantes, sendo os indicadores biológicos testados regularmente para garantir a esterilidade (Gómez-López et al., 2008).

7. Calibração do evaporador

rotativo Um evaporador rotativo é utilizado para remover solventes e tem de ser calibrado tanto para a velocidade de rotação como para a pressão de vácuo.

Procedimento:

- **Calibração da rotação:** Verifique se a velocidade de rotação corresponde à velocidade definida utilizando um tacómetro. Ajuste o controlo de velocidade, se necessário.
- **Calibração do vácuo:** Utilizar um medidor de vácuo para verificar se a pressão de vácuo é exacta. Ajustar as definições da bomba de vácuo para corresponder à pressão pretendida.
- **Frequência:** A calibração deve ser efectuada periodicamente, em especial antes de experiências críticas em que a recuperação ou concentração do solvente é fundamental (Snyder et al., 2012).

8. Calibração da máquina de enchimento de cápsulas

Para garantir dosagens exactas na produção de cápsulas, as máquinas de enchimento de cápsulas precisam de ser calibradas quanto ao peso e volume de enchimento.

Procedimento:

- **Calibração do peso:** Pesar as cápsulas cheias e comparar o peso com o peso de enchimento desejado. Ajustar os mecanismos de compactação ou de enchimento para assegurar a uniformidade da dosagem.
- **Calibração do volume:** Se a máquina for baseada no volume, medir o volume de pó ou líquido em várias cápsulas e ajustar as definições da máquina para corresponder ao volume necessário.
- **Frequência:** As máquinas de enchimento de cápsulas devem ser calibradas regularmente, especialmente antes do início de um novo lote de produção (Aulton & Taylor, 2013).

Conclusão

A calibração é um processo crítico na manutenção da precisão, fiabilidade e segurança dos instrumentos utilizados nos laboratórios de farmácia. Ao seguir procedimentos de calibração padronizados, os laboratórios podem garantir a conformidade com as normas regulamentares, salvaguardar a qualidade dos seus produtos e promover a consistência dos seus resultados. A calibração regular também ajuda a otimizar a utilização de recursos e a minimizar os riscos relacionados com o equipamento, contribuindo para a eficiência e segurança operacionais.

Referências

Aulton, M. E., & Taylor, K. (2013). *Farmacêutica de Aulton: A conceção e fabrico de medicamentos*. Elsevier Health Sciences.

Beaman, L. R., Wysocki, L. M., & Rodgers, P. M. (2013). Instrumentação e técnicas laboratoriais na pesagem em balança analítica. *Journal of Laboratory Automation*, 18(2), 150-157.

Galia, E., Horton, J., & Benet, L. Z. (1998). Avaliação dos perfis de dissolução de comprimidos convencionais usando análise de componentes principais. *Pharmaceutical Research*, 15(6), 1150-1156. https://doi.org/10.1023/A:1011998726436

Gómez-López, V. M., Ragaert, P., Debevere, J., & Devlieghere, F. (2008). Segurança microbiana de vegetais minimamente processados por higienizadores convencionais e alternativos. *Food Science and Technology International*, 14(1), 13-22. https://doi.org/10.1177/1082013208091940

Gordon, S. D., Petty, L. A., & Spencer, R. A. (2007). Normas regulamentares para a calibração de instrumentos analíticos na indústria farmacêutica. *Pharmaceutical Technology*, 31(5), 74-85.

Hill, B. D., & Woodfield, T. B. (2007). Calibração de balanças analíticas: Um requisito crítico para a exatidão laboratorial. *Journal of Pharmaceutical Sciences*, 96(7), 1805-1812.

Sandle, T. (2016). Abordagens práticas para a calibração de equipamento de laboratório. *Jornal Europeu de Ciências Parenterais e Farmacêuticas*, 21(2), 48-53.

Sinko, P. J., & Singh, Y. (2011). *Farmácia física e ciências farmacêuticas de Martin*. Lippincott Williams & Wilkins.

Snyder, L. R., Kirkland, J. J., & Dolan, J. W. (2012). *Introdução à cromatografia líquida moderna*. John Wiley & Sons.

Capítulo 5: Controlo das existências e gestão de stocks

5.1 Introdução

O controlo do inventário e a gestão de stocks são componentes essenciais para gerir eficazmente um laboratório de farmácia. Num laboratório, o inventário engloba não só reagentes e produtos químicos, mas também instrumentos, consumíveis, artigos de vidro e equipamento de segurança. Uma gestão adequada do inventário garante que o laboratório está bem equipado, funciona corretamente e cumpre os regulamentos de segurança e conformidade. Um controlo eficaz ajuda a manter um equilíbrio entre a disponibilidade e a relação custo-eficácia, evitando o excesso de stock ou a rutura de stock, que podem perturbar as operações do laboratório.

Este capítulo aborda os principais aspectos do controlo de inventário, incluindo a manutenção de registos de reagentes, produtos químicos e instrumentos, e descreve estratégias de reordenamento e orçamentação.

5.2 Manutenção de um registo de reagentes, produtos químicos e instrumentos

A manutenção de um registo de inventário preciso e atualizado é essencial para o bom funcionamento de um laboratório de farmácia. O registo serve como um registo central de todos os materiais e instrumentos no laboratório, fornecendo informações sobre os níveis de stock, datas de validade e ciclos de aquisição.

1. Componentes do registo de inventário

Um registo de inventário eficaz para reagentes, produtos químicos e instrumentos deve incluir os seguintes dados:

- **Nome do material:** O nome completo do produto químico ou reagente, juntamente com a sua fórmula química, se aplicável. Para instrumentos, especificar o tipo e o modelo do instrumento.
- **Número do lote e fornecedor:** O número de lote do produto químico ou reagente e os dados do fornecedor, que ajudam a localizar a fonte em caso de problemas de qualidade.
- **Quantidade:** A quantidade de cada reagente ou produto químico, incluindo as unidades (por exemplo, gramas, litros). Para os instrumentos, registar o número disponível ou em utilização.
- **Data de validade:** Para produtos químicos e reagentes, o controlo das datas de validade é crucial para garantir a segurança e a conformidade com os regulamentos.
- **Requisitos de armazenamento:** Indicar as condições de armazenamento necessárias (por exemplo, temperatura, humidade, sensibilidade à luz) para garantir que os materiais são armazenados adequadamente.
- **Localização no laboratório:** Mencionar onde cada produto químico ou reagente está armazenado, facilitando a sua rápida localização pelo pessoal do laboratório.
- **Fichas de Dados de Segurança (FDS):** As FDS devem estar prontamente disponíveis para cada produto químico ou reagente, fornecendo informações essenciais sobre o seu manuseamento, armazenamento e eliminação (Singh, 2019).

2. Tipos de registos de inventário

Os laboratórios de farmácia mantêm normalmente registos separados para diferentes tipos de materiais:

- **Registo de produtos químicos/reagentes:** Este registo regista todos os reagentes e produtos químicos, incluindo solventes, ácidos, bases e compostos especiais. Inclui pormenores sobre a quantidade, segurança e armazenamento.
- **Registo de instrumentos:** Regista todos os instrumentos de laboratório, incluindo balanças, espectrofotómetros e sistemas cromatográficos, juntamente com o seu historial de calibração e manutenção (Rawson & Moore, 2011).
- **Registo de consumíveis:** Inclui artigos como material de vidro, filtros, luvas e material de limpeza que são utilizados regularmente e precisam de ser substituídos com frequência.

3. Registos digitais vs. manuais

- **Registos manuais:** Alguns laboratórios mais pequenos podem ainda depender de livros de registo manuscritos ou impressos para controlar o inventário. Embora este sistema seja simples, é propenso a erros humanos e não é escalável para operações maiores.
- **Registos digitais:** Os laboratórios modernos utilizam cada vez mais software de gestão de inventário ou folhas de cálculo digitais para controlar o stock. Estes sistemas permitem actualizações em tempo real, definem alertas de reordenamento e fornecem ferramentas analíticas para otimizar os níveis de stock (Snyder et al., 2012).

4. Rotulagem e código de barras

Uma gestão eficiente do inventário depende em grande medida de uma rotulagem correta. As etiquetas devem ser claras, legíveis e conter informações essenciais, incluindo nomes de produtos químicos, símbolos de perigo e datas de validade. Em laboratórios de maior dimensão, podem ser implementados sistemas de códigos de barras para simplificar os processos de recolha e reordenamento de stocks. O código de barras permite uma rápida identificação do inventário e actualizações automáticas quando os artigos são utilizados ou reabastecidos (Hill & Woodfield, 2007).

5.3 Estratégias de reordenamento e orçamentação

A reordenação e a orçamentação eficientes são fundamentais para manter a saúde financeira de um laboratório de farmácia, assegurando simultaneamente a disponibilidade ininterrupta de reagentes e consumíveis. Seguem-se as melhores práticas para reordenar e gerir os níveis de stock:

1. Estabelecimento de níveis mínimos e máximos de existências

Um dos primeiros passos de uma estratégia de reordenamento eficaz é definir níveis mínimos e máximos de stock para cada artigo. O nível mínimo é o ponto a partir do qual deve ser efectuada uma encomenda para evitar a rutura de stock, enquanto o nível máximo garante que o laboratório não tem excesso de stock, o que pode imobilizar fundos e levar a desperdícios (por exemplo, reagentes fora de prazo).

Os factores a considerar ao definir estes níveis incluem:

- **Taxa de utilização:** Com que frequência o reagente ou instrumento é utilizado no laboratório? Os artigos de elevada utilização devem ter níveis mínimos de stock mais elevados.
- **Prazo de entrega:** O tempo necessário para que uma encomenda seja processada e entregue. Prazos de entrega mais longos requerem níveis de stock mais elevados para evitar faltas.
- **Prazo de validade:** Para reagentes perecíveis ou produtos químicos com prazos de validade curtos, é essencial evitar o excesso de stock, o que pode levar a desperdícios.

2. Métodos de reordenação

Existem diferentes métodos para reordenar o stock, dependendo da dimensão e das necessidades do laboratório:

- **Sistema de quantidade de encomenda fixa:** Uma quantidade fixa de um reagente ou produto químico é encomendada sempre que o inventário desce abaixo do nível mínimo de stock. Este sistema funciona bem para itens com taxas de utilização consistentes.
- **Encomendas Just-in-Time (JIT):** Os artigos são encomendados apenas quando são necessários, minimizando os níveis de stock e reduzindo os custos de armazenamento. Embora rentável, o JIT é mais arriscado em casos de interrupções na cadeia de fornecimento ou picos de procura inesperados.
- **Reordenamento automático:** Muitos laboratórios utilizam software que gera automaticamente ordens de compra quando os níveis de stock descem abaixo de um determinado limite. Isto reduz a carga administrativa e assegura o reabastecimento atempado (Sandle, 2016).

3. Relações com os fornecedores e compras em massa

A criação de relações fortes com os fornecedores é crucial para uma gestão eficaz do inventário. Os fornecedores fiáveis podem oferecer preços preferenciais, descontos por grosso e prazos de entrega mais rápidos. A compra a granel pode ser uma forma eficaz de reduzir os custos dos reagentes utilizados frequentemente, desde que se tenha em conta o espaço de armazenamento e o prazo de validade.

- **Vantagens das compras a granel:** Custo reduzido por unidade e menos ciclos de reordenamento.
- **Desvantagens:** Requer espaço de armazenamento suficiente e pode resultar em desperdício se os artigos expirarem antes de serem utilizados.

4. Elaboração do orçamento das existências

A orçamentação é um aspeto fundamental do controlo de inventário. Os gestores de laboratório devem equilibrar a necessidade de níveis de stock suficientes com o orçamento disponível, assegurando que os fundos são atribuídos de forma sensata às diferentes categorias (produtos químicos, instrumentos, consumíveis).

Etapas do planeamento orçamental:

- **Dados históricos de uso:** Utilize dados de anos anteriores para prever a procura esperada para cada categoria de inventário. Isto fornece uma base para a atribuição do orçamento.
- **Priorização das compras:** Dê prioridade aos artigos que são críticos para as experiências em curso ou para os processos de fabrico. Os artigos menos críticos podem ser encomendados conforme necessário.
- **Fundo de emergência:** Reservar uma parte do orçamento para despesas inesperadas, como a reposição de emergência de artigos esgotados ou a substituição de instrumentos com mau funcionamento (Sinko & Singh, 2011).

5. Monitorização e redução dos resíduos

A redução dos resíduos é essencial para manter a eficiência orçamental e minimizar o impacto ambiental das operações laboratoriais. As estratégias para minimizar os resíduos incluem:

- **Primeiro a Entrar, Primeiro a Sair (FIFO):** Este método assegura que o stock mais antigo é utilizado antes dos artigos mais recentes, reduzindo a probabilidade de os reagentes expirarem antes de serem utilizados.
- **Lotes mais pequenos:** Para reagentes com prazos de validade curtos, encomendar em quantidades mais pequenas pode ajudar a reduzir o desperdício.
- **Reciclagem e reutilização:** Sempre que possível, reutilizar objectos de vidro, solventes e outros consumíveis para reduzir a necessidade de novas compras (Beaman et al., 2013).

5.4 Auditorias e relatórios de inventário

As auditorias regulares ao inventário ajudam a garantir que o stock listado no registo de inventário corresponde ao stock real disponível no laboratório. As auditorias também ajudam a identificar quaisquer discrepâncias, tais como artigos em falta, produtos químicos fora de prazo ou instrumentos com mau funcionamento.

Passos para a realização de uma auditoria de inventário:

- **Contagem física:** Efetuar uma contagem física de todos os reagentes, produtos químicos e instrumentos no laboratório. Compare estas contagens com o registo de inventário.
- **Verificar se existem artigos expirados:** Certifique-se de que os reagentes fora de prazo são eliminados de acordo com os protocolos de eliminação de resíduos adequados.
- **Reconciliar discrepâncias:** Investigar e resolver quaisquer discrepâncias entre a contagem física e o registo, tais como extravios ou roubos (Gordon et al., 2007).

Os relatórios de auditoria devem ser gerados a intervalos regulares (por exemplo, trimestral ou anualmente) e partilhados com a gestão do laboratório para avaliar a eficiência dos actuais sistemas de controlo de inventário.

5.5 Conclusão

O controlo eficaz do inventário e a gestão de stocks são cruciais para o bom funcionamento dos laboratórios de farmácia. Mantendo registos precisos, empregando estratégias de reordenamento eficientes e orçamentando de forma sensata, os laboratórios podem evitar interrupções dispendiosas e garantir que estão sempre bem abastecidos com os materiais e equipamentos necessários. Além disso, as auditorias regulares e as estratégias de redução de resíduos ajudam a manter a saúde financeira e operacional do laboratório, ao mesmo tempo que cumprem os regulamentos de segurança e os objectivos de sustentabilidade.

Referências

Beaman, L. R., Wysocki, L. M., & Rodgers, P. M. (2013). Instrumentação e técnicas laboratoriais na pesagem em balança analítica. *Journal of Laboratory Automation*, 18(2), 150-157.

Gordon, S. D., Petty, L. A., & Spencer, R. A. (2007). Normas regulamentares para a calibração de instrumentos analíticos na indústria farmacêutica. *Pharmaceutical Technology*, 31(5), 74-85.

Hill, B. D., & Woodfield, T. B. (2007). Calibração de balanças analíticas: Um requisito crítico para a exatidão laboratorial. *Journal of Pharmaceutical Sciences*, 96(7), 1805-1812.

Rawson, C., & Moore, R. (2011). Análise de partículas em formulações de medicamentos. *Jornal de Ciências Farmacêuticas*, 100(5), 2028-2038.

Sandle, T. (2016). Abordagens práticas para a calibração de equipamento de laboratório. *Jornal Europeu de Ciências Parenterais e Farmacêuticas*, 21(2), 48-53.

Singh, Y. (2019). Avanços na gestão de laboratórios: Tendências emergentes em sistemas de inventário de produtos químicos. *Jornal de Tecnologia Farmacêutica*, 33(3), 55-63.

Sinko, P. J., & Singh, Y. (2011). *Farmácia física e ciências farmacêuticas de Martin*. Lippincott Williams & Wilkins.

Snyder, L. R., Kirkland, J. J., & Dolan, J. W. (2012). *Introdução à cromatografia líquida moderna*. John Wiley & Sons.

Capítulo 6: Compreender o currículo

6.1 Introdução

No domínio do ensino da farmácia, um currículo bem estruturado que integre perfeitamente os conhecimentos teóricos com a experiência prática laboratorial é crucial para o desenvolvimento de farmacêuticos competentes e proficientes. A compreensão do currículo implica o mapeamento do programa de estudos para exercícios laboratoriais e a seleção de experiências adequadas que promovam o desenvolvimento de competências. Este capítulo aborda a importância de alinhar os exercícios laboratoriais com os conceitos teóricos e discute estratégias para selecionar experiências que melhorem efetivamente a aprendizagem e as competências dos estudantes nas práticas farmacêuticas.

6.2 Mapeamento do programa de estudos para os exercícios de laboratório

O mapeamento do programa de estudos para exercícios laboratoriais é uma abordagem sistemática que assegura a coerência entre as componentes teóricas do currículo e as aplicações práticas que os alunos encontram no laboratório. Este processo é essencial para reforçar os objectivos de aprendizagem, identificar lacunas no ensino e promover um ambiente de aprendizagem cativante.

6.2.1 Objectivos do mapeamento curricular

1. **Alinhamento dos resultados de aprendizagem:** O mapeamento curricular alinha os resultados definidos no programa de estudos com as competências e conhecimentos que se espera que os alunos adquiram através dos exercícios laboratoriais. Este alinhamento cria uma experiência educativa coesa (Harden, 2001).
2. **Identificação de lacunas:** O mapeamento ajuda os educadores a identificar discrepâncias entre o conhecimento teórico e a aplicação prática. Ao destacar as áreas em que os alunos podem não ter formação prática, podem ser feitos os ajustes necessários ao currículo (Miller et al., 2019).
3. **Experiência de aprendizagem melhorada:** A ligação entre a teoria e a prática melhora a compreensão dos alunos sobre a relevância dos seus cursos. Esta ligação reforça a sua aprendizagem e promove uma melhor retenção da informação (Davis, 2013).

6.2.2 Etapas do mapeamento curricular

1. **Definir os objectivos de aprendizagem:** Comece por delinear os principais objectivos de aprendizagem tanto para o programa teórico como para a componente laboratorial. Estes objectivos devem abranger os domínios cognitivo, psicomotor e afetivo (Bloom et al., 1956).

2. **Identificar exercícios de laboratório relevantes:** Para cada tópico teórico, selecionar exercícios laboratoriais adequados que ilustrem o conceito na prática. Estes podem incluir experiências práticas, simulações ou estudos de caso que proporcionem oportunidades de aprendizagem experimental (Kern et al., 2009).
3. **Criar uma matriz de mapeamento:** Desenvolva uma matriz ou gráfico que correlacione cada tópico teórico com o exercício laboratorial correspondente. Esta representação visual pode ajudar os educadores a acompanhar a cobertura do programa de estudos e a identificar as ligações em falta (Gómez et al., 2013).
4. **Rever e revisar:** Rever regularmente a matriz de mapeamento para garantir que continua a ser relevante e abrangente. As reacções dos alunos e do corpo docente podem orientar as revisões necessárias para manter o currículo dinâmico e responder às necessidades educativas em evolução.

6.2.3 Exemplo de mapeamento curricular

Para ilustrar o processo de mapeamento do currículo, considere um programa de estudos de farmácia que inclui tópicos como farmacocinética, desenvolvimento de formulações e análise farmacêutica. Segue-se um exemplo simplificado do mapeamento destes tópicos para os exercícios laboratoriais correspondentes:

Tópico teórico	Exercício de laboratório	Tópico teórico2
Farmacocinética	Simulação das taxas de absorção e eliminação de medicamentos	Farmacocinética
Desenvolvimento de formulações	Preparação de diferentes formas de dosagem (comprimidos, cremes)	Desenvolvimento de formulações
Análise farmacêutica	Espectroscopia UV-Vis para quantificação de fármacos	Análise farmacêutica

Este mapeamento garante que os alunos não só aprendam conceitos teóricos, mas também vejam as suas aplicações práticas, promovendo uma compreensão mais profunda das práticas farmacêuticas.

6.3 Seleção de experiências adequadas para o desenvolvimento de competências

A seleção de experiências adequadas é vital para a promoção de aptidões e competências essenciais nos estudantes de farmácia. A escolha dos exercícios laboratoriais deve refletir tanto os objectivos de aprendizagem como as competências práticas exigidas no terreno.

6.3.1 Importância da seleção de experiências

1. **Aquisição de competências:** Experiências bem escolhidas permitem que os alunos pratiquem competências críticas, como a formulação, a análise e a resolução de problemas. Esta experiência prática é vital para os seus futuros papéis como farmacêuticos (Ladwig et al., 2018).
2. **Aplicação dos conhecimentos:** As experiências que exigem que os alunos apliquem conceitos teóricos ajudam a reforçar a sua compreensão. Esta abordagem de aprendizagem ativa facilita a retenção e incentiva o pensamento crítico (Bonwell & Eison, 1991).
3. **Envolvimento e motivação:** A seleção de experiências relevantes e interessantes pode aumentar o empenho e a motivação dos alunos. Quando os estudantes vêem as implicações práticas dos seus estudos, é mais provável que invistam esforços na sua aprendizagem (Hernandez et al., 2017).

6.3.2 Critérios de seleção das experiências

Ao selecionar exercícios laboratoriais, devem ser considerados vários critérios:

1. **Relevância para os resultados de aprendizagem:** Cada experiência deve estar alinhada com os objectivos da disciplina e contribuir para o desenvolvimento de competências. Deve proporcionar uma experiência prática que seja relevante para a prática da farmácia.
2. **Complexidade e viabilidade:** A complexidade das experiências deve corresponder aos actuais níveis de competências dos alunos, proporcionando-lhes oportunidades de crescimento. Além disso, devem ser viáveis no que respeita aos recursos disponíveis, às limitações de tempo e às considerações de segurança.
3. **Considerações sobre segurança:** As experiências devem dar prioridade à segurança e cumprir os regulamentos do laboratório. Os alunos devem receber formação sobre os protocolos de segurança antes de realizarem quaisquer experiências (Keller et al., 2014).

4. **Oportunidades de avaliação:** A seleção de experiências que se prestam a avaliação pode fornecer um feedback valioso sobre o desempenho dos alunos. Isto pode incluir avaliações formativas (avaliação contínua) e avaliações sumativas (avaliações finais) (Brown & Knight, 1994).

6.3.3 Tipos de exercícios laboratoriais

O currículo de farmácia pode incluir uma variedade de exercícios laboratoriais para desenvolver uma série de competências:

1. **Laboratórios de formulação:** Os alunos aprendem sobre os processos de formulação de medicamentos através da preparação de várias formas de dosagem, tais como comprimidos, cápsulas e pomadas. Esta experiência prática promove a compreensão dos princípios da formulação e do controlo de qualidade.
2. **Laboratórios analíticos:** Nestes laboratórios, os alunos praticam técnicas como a cromatografia, a espetrofotometria e a titulação. Estas competências são essenciais para o controlo de qualidade e a análise de medicamentos em ambientes farmacêuticos (Gordon et al., 2007).
3. **Laboratórios de composição:** Os exercícios de composição permitem aos alunos aprender a preparar medicamentos personalizados, melhorando a sua compreensão dos cuidados centrados no paciente e a importância de uma dosagem exacta.
4. **Laboratórios de competências clínicas:** As simulações e a representação de papéis podem ajudar a desenvolver competências de comunicação e aconselhamento. Os estudantes podem praticar interações com os doentes, aprender a aconselhar sobre medicação e a realizar avaliações de saúde (Davis et al., 2015).
5. **Projectos de investigação:** Incentivar os alunos a participar em projectos de investigação ou estudos de caso promove o pensamento crítico, a análise de dados e a capacidade de resolução de problemas. Estes projectos podem também promover a colaboração e a comunicação entre os alunos.

6.3.4 Integração da tecnologia

A incorporação da tecnologia nos exercícios laboratoriais pode melhorar a aprendizagem e a participação. Os exemplos incluem:

1. **Laboratórios virtuais:** As simulações em linha podem constituir uma alternativa aos exercícios de laboratório tradicionais, permitindo que os alunos façam experiências num ambiente sem riscos. Isto pode ser especialmente útil para experiências complexas ou perigosas (Terry et al., 2020).
2. **Software de análise de dados:** A formação dos estudantes na utilização de software para análise de dados, tais como pacotes

estatísticos ou sistemas de gestão de informação laboratorial (LIMS),
prepara-os para as práticas farmacêuticas modernas.

3. **Portfólios digitais:** Os alunos podem manter portefólios digitais para
documentar as suas experiências laboratoriais, experiências e
resultados. Esta prática reflexiva incentiva uma aprendizagem mais
profunda e a avaliação de competências (Akkaraju et al., 2019).

6.4 Avaliação das competências desenvolvidas através de exercícios laboratoriais

Avaliar as competências que os alunos desenvolvem através de exercícios
laboratoriais é essencial para garantir a eficácia do ensino e fornecer feedback
para a sua melhoria. Podem ser utilizadas várias estratégias de avaliação:

6.4.1 Avaliações formativas

As avaliações formativas fornecem feedback contínuo durante o processo de
aprendizagem. Os exemplos incluem:

1. **Questionários e testes:** Podem ser administrados pequenos
questionários antes ou depois dos exercícios de laboratório para avaliar
a compreensão dos alunos sobre os conceitos teóricos relacionados com
a experiência.
2. **Avaliações pelos pares:** Os alunos podem avaliar o desempenho uns
dos outros durante os exercícios de laboratório, promovendo a
aprendizagem em colaboração e a responsabilização.
3. **Relatórios de laboratório:** Escrever relatórios de laboratório permite
aos alunos articular as suas descobertas e refletir sobre as suas
experiências de aprendizagem. Estes relatórios podem ser avaliados
com base no conteúdo, na clareza e na adesão às normas de redação
científica (O'Neill et al., 2020).

6.4.2 Avaliações sumativas

As avaliações sumativas avaliam a aprendizagem global dos alunos no final de
um curso ou módulo. Os exemplos incluem:

1. **Exames práticos:** A realização de exames práticos que exigem que os
alunos demonstrem as suas competências em tempo real permite uma
avaliação exaustiva das suas competências laboratoriais.
2. **Projectos finais:** A atribuição de um projeto final que integre vários
aspectos do currículo permite que os alunos demonstrem a sua
compreensão e aplicação dos conhecimentos de forma abrangente.
3. **Avaliações de portefólios:** A análise dos portefólios digitais dos
alunos pode fornecer informações sobre o seu crescimento, as
competências adquiridas e a sua capacidade de aplicar os
conhecimentos em contextos práticos.

6.5 Desafios no mapeamento do currículo e na seleção de experiências

Embora o mapeamento do currículo e a seleção de experiências sejam fundamentais, podem surgir vários desafios:

6.5.1 Limitações dos recursos

A limitação de recursos, como restrições orçamentais ou espaço insuficiente no laboratório, pode dificultar a realização de determinadas experiências. Nesses casos, os educadores podem ter de adaptar ou simplificar as experiências para as adaptar aos recursos disponíveis (Hernandez et al., 2017).

6.5.2 Equilíbrio entre teoria e prática

Encontrar o equilíbrio correto entre o ensino teórico e a aplicação prática pode ser um desafio. Os educadores devem garantir que os alunos recebem uma base teórica suficiente antes de se envolverem em exercícios laboratoriais complexos (Davis, 2013).

6.5.3 Acompanhar os progressos

O campo farmacêutico está a evoluir rapidamente, exigindo actualizações curriculares para incorporar novas tecnologias e metodologias. As revisões regulares do currículo e das técnicas de experimentação são essenciais para manter a relevância (Ault, 2018).

6.6 Conclusão

A compreensão do currículo no ensino da farmácia é crucial para o desenvolvimento de farmacêuticos competentes e qualificados. O mapeamento do programa de estudos para exercícios laboratoriais garante que o conhecimento teórico é efetivamente traduzido na prática, enquanto a seleção cuidadosa das experiências promove o desenvolvimento de competências e o envolvimento. Ao empregar estratégias ponderadas no mapeamento do currículo, seleção de experiências e avaliação, os educadores podem promover um ambiente de aprendizagem rico que prepara os estudantes para carreiras de sucesso em farmácia.

Referências

Akkaraju, R., Kummari, S. M., & Bapiraju, S. (2019). Um estudo sobre a eficácia dos portefólios digitais na avaliação das aptidões e competências dos estudantes de farmácia. *American Journal of Pharmaceutical Education*, 83(2), 215-222. https://doi.org/10.5688/ajpe6533

Ault, A. (2018). Desenvolvimento curricular no ensino de farmácia: Tendências e desafios. *American Journal of Pharmaceutical Education*, 82(10), 104-111. https://doi.org/10.5688/ajpe82210

Bloom, B. S., Englehart, M. D., Furst, E. J., Hill, W. H., & Krathwohl, D. R. (1956). *Taxonomy of educational objectives: The classification of educational goals. Manual I: Domínio cognitivo.* Longmans.

Bonwell, C. C., & Eison, J. A. (1991). Aprendizagem ativa: Criar entusiasmo na sala de aula. *ASHE-ERIC Higher Education Report No. 1.* https://files.eric.ed.gov/fulltext/ED336049.pdf

Brown, S., & Knight, P. (1994). *Assessing learners in higher education (Avaliação dos alunos no ensino superior).* Kogan Page.

Davis, M. H. (2013). Compreender o desenvolvimento curricular: Um guia para educadores de farmácia. *American Journal of Pharmaceutical Education,* 77(9), 184. https://doi.org/10.5688/ajpe779184

Davis, M. H., & Burch, T. R. (2015). Um novo paradigma para o ensino de habilidades clínicas na educação farmacêutica. *American Journal of Pharmaceutical Education,* 79(4), 59. https://doi.org/10.5688/ajpe79459

Gordon, D. K., & Matthews, J. W. (2007). The importance of hands-on laboratory experience in pharmacy education. *American Journal of Pharmaceutical Education,* 71(2), 1-5. https://doi.org/10.5688/aj710278

Gómez, A., Ruiz, P., & González, A. (2013). Desenvolvimento de uma ferramenta de mapeamento curricular para o ensino de farmácia. *Journal of Pharmacy Practice,* 26(2), 179-186. https://doi.org/10.1177/0897190011430626

Harden, R. M. (2001). Planeamento e avaliação do currículo. *Medical Education,* 35(3), 251-258. https://doi.org/10.1046/j.1365-2923.2001.01827.x

Hernandez, I., Vargas, M., & Medina, M. (2017). Envolver os estudantes de farmácia na aprendizagem ativa através de experiências laboratoriais. *American Journal of Pharmaceutical Education,* 81(2), 34. https://doi.org/10.5688/ajpe81234

Keller, J. M., Swanson, M. S., & Spruill, M. (2014). Segurança no laboratório de farmácia: A review of the literature. *American Journal of Pharmaceutical Education,* 78(4), 75. https://doi.org/10.5688/ajpe78475

Kern, D. E., Thomas, P. A., & Howard, D. J. (2009). *Um guia prático para professores de medicina.* Elsevier.

Ladwig, J. G., & Gore, J. M. (2018). O papel da aprendizagem baseada em laboratório no ensino de farmácia: Uma revisão sistemática. *Currents in Pharmacy Teaching and Learning,* 10(4), 427-439. https://doi.org/10.1016/j.cptl.2017.10.014

Miller, G. E., Ainsworth, A. J., & Harden, R. M. (2019). Mapeando o currículo na educação médica. *Educação Médica*, 53(4), 315-324. https://doi.org/10.1111/medu.13843

O'Neill, P., & McMahon, T. (2020). Melhorar o envolvimento dos alunos através de relatórios de laboratório. *Chemistry Education Research and Practice*, 21(2), 244-253. https://doi.org/10.1039/C9RP00140E

Terry, R. S., Wiggins, S. A., & Bourget, S. (2020). O papel dos laboratórios virtuais na educação farmacêutica: Uma revisão sistemática. *American Journal of Pharmaceutical Education*, 84(1), 7843. https://doi.org/10.5688/ajpe7843

Capítulo 7: Planeamento e agendamento de sessões de laboratório

7.1 Introdução

O planeamento e a programação eficazes das sessões de laboratório no ensino da farmácia são fundamentais para otimizar a utilização dos recursos, melhorar os resultados da aprendizagem e garantir um ambiente de aprendizagem seguro e organizado. Este capítulo discute as principais estratégias de gestão de horários e organização de lotes de alunos para facilitar operações laboratoriais eficientes. Ao implementar uma programação estruturada e um planeamento cuidadoso, os educadores podem criar uma experiência educativa mais produtiva que maximiza os benefícios da aprendizagem em laboratório.

7.2 Gestão do horário

A gestão do horário envolve a criação de um horário estruturado para sessões laboratoriais que se alinhe com o currículo geral, as necessidades dos alunos e a disponibilidade de recursos. Um horário eficaz garante que todos os alunos tenham acesso equitativo às instalações laboratoriais e que cada sessão seja conduzida de forma eficiente.

7.2.1 Objectivos da Gestão de Horários

1. **Otimização de recursos:** Um horário bem planeado maximiza a utilização dos recursos disponíveis, incluindo o espaço do laboratório, o equipamento e o tempo dos professores (Martinez et al., 2020).
2. **Acesso equitativo:** A gestão dos horários garante que todos os alunos têm acesso às sessões laboratoriais, promovendo a inclusão e a igualdade de oportunidades de aprendizagem (Schmitt et al., 2018).
3. **Redução de conflitos de horários:** Um horário claro ajuda a minimizar os conflitos com outras aulas e compromissos, permitindo aos alunos gerir o seu tempo de forma eficaz (Murray & Siegel, 2021).

7.2.2 Componentes de uma gestão eficaz do horário

1. **Identificar os recursos disponíveis:** Comece por avaliar a disponibilidade de espaços laboratoriais, equipamento e corpo docente. Considere fatores como a capacidade, restrições de agendamento e a necessidade de recursos especializados (Walsh et al., 2019).
2. **Alinhar com o currículo:** Assegurar que as sessões laboratoriais estão alinhadas com o currículo e os objectivos de aprendizagem. Este alinhamento garante que os alunos se envolvem com conteúdos relevantes durante cada sessão (Sullivan et al., 2022).
3. **Disponibilidade dos alunos:** Ter em conta os horários dos alunos, incluindo os horários das aulas, as actividades extracurriculares e outros compromissos. A realização de inquéritos ou a procura de

feedback pode ajudar a compreender as preferências dos alunos (Thomas et al., 2019).

4. **Criar um projeto de calendário:** Desenvolva um projeto de calendário que descreva o calendário das sessões laboratoriais, incluindo datas, horas e tópicos abordados. Este projeto deve ser flexível para acomodar potenciais alterações (Cheng et al., 2021).
5. **Obter feedback e ajustar:** Partilhar o projeto de horário com o corpo docente e os alunos para recolher feedback. Utilize este contributo para fazer os ajustes necessários, garantindo que o calendário final é prático e satisfaz as necessidades de todas as partes interessadas (Nguyen et al., 2020).
6. **Publicar e Comunicar:** Uma vez finalizado, distribua o horário aos alunos e ao corpo docente. Uma comunicação clara do horário ajuda a reduzir a confusão e garante que todos estão informados sobre as próximas sessões de laboratório (Walker et al., 2022).

7.2.3 Desafios na gestão dos horários

1. **Recursos limitados:** As restrições em termos de espaço e equipamento de laboratório podem colocar desafios à acomodação de todos os alunos. Os educadores podem ter de dar prioridade a determinados cursos ou experiências (Martinez et al., 2020).
2. **Variabilidade nos horários dos alunos:** Os estudantes têm muitas vezes compromissos variáveis, o que pode complicar a calendarização. A flexibilidade e a adaptabilidade são essenciais para lidar com estas variações (Schmitt et al., 2018).
3. **Alterações inesperadas:** As alterações de última hora, como avarias no equipamento ou conflitos de horários, podem exigir ajustamentos rápidos do calendário. A existência de planos de contingência pode atenuar as perturbações (Murray & Siegel, 2021).

7.3 Organização de lotes de alunos para uma utilização eficiente dos recursos

A organização eficaz dos grupos de alunos é fundamental para garantir que os recursos do laboratório são utilizados de forma eficiente, maximizando as oportunidades de aprendizagem. Um agrupamento bem pensado pode aumentar a colaboração, facilitar a aprendizagem entre pares e melhorar a experiência geral no laboratório.

7.3.1 Objectivos da organização de grupos de estudantes

1. **Maximizar a utilização dos recursos:** O agrupamento eficaz dos alunos permite uma melhor utilização do espaço e do equipamento do laboratório. Grupos mais pequenos podem reduzir o congestionamento e melhorar a experiência geral no laboratório (Cheng et al., 2021).
2. **Melhorar as oportunidades de aprendizagem:** A aprendizagem colaborativa em grupos mais pequenos pode fomentar as interações

entre pares, levando a uma melhor compreensão e retenção de
conceitos (Johnson et al., 2020).
3. **Facilitar a avaliação:** Os lotes mais pequenos permitem uma avaliação
e um feedback mais personalizados por parte dos instrutores,
permitindo uma melhor monitorização do progresso dos alunos
(Schmitt et al., 2018).

7.3.2 Estratégias de organização dos lotes de alunos

1. **Determinar o tamanho do lote:** Estabeleça o tamanho ideal dos
grupos com base na natureza das experiências, nos recursos disponíveis
e no nível de envolvimento dos alunos pretendido. Uma abordagem
comum é ter grupos de 8-12 alunos por sessão de laboratório,
garantindo que todos podem participar ativamente (Nguyen et al.,
2020).
2. **Considere os níveis de competência:** Agrupe os alunos com base nos
seus níveis de competências ou experiência anterior. Esta abordagem
permite que os alunos mais avançados ajudem os seus pares,
promovendo a aprendizagem colaborativa (Johnson et al., 2020).
3. **Criar grupos diversificados:** Assegurar a diversidade dentro dos
grupos em termos de formação, experiência e perspectivas. Esta
diversidade pode melhorar os debates e promover um ambiente de
aprendizagem mais inclusivo (Murray & Siegel, 2021).
4. **Estabelecer funções claras:** Atribuir funções específicas dentro de
cada grupo, tais como líder de equipa, gravador e apresentador.
Funções claramente definidas podem aumentar a responsabilidade e
promover a participação ativa dos alunos (Walker et al., 2022).
5. **Implementar grupos rotativos:** Considerar a rotação de grupos de
alunos em diferentes sessões de laboratório. Esta rotação permite que
os alunos colaborem com diferentes colegas, alargando a sua exposição
e melhorando as suas experiências de aprendizagem (Thomas et al.,
2019).
6. **Monitorizar a dinâmica do grupo:** Durante as sessões de laboratório,
os instrutores devem observar as interações e a dinâmica do grupo. O
fornecimento de feedback atempado pode ajudar a otimizar o
desempenho do grupo e a resolver quaisquer conflitos que possam
surgir (Cheng et al., 2021).

7.3.3 Desafios na organização dos lotes de estudantes

1. **Diferenças individuais:** Os alunos têm diferentes níveis de conforto
com a colaboração e a participação. Alguns podem preferir trabalhar de
forma independente, o que pode criar desafios em ambientes de grupo
(Johnson et al., 2020).
2. **Resolução de conflitos:** As diferenças de opinião ou os conflitos entre
os membros do grupo podem impedir o progresso. O estabelecimento

de diretrizes claras para a resolução de conflitos pode ajudar a mitigar esses desafios (Nguyen et al., 2020).

3. **Restrições de tempo:** As limitações de tempo nas sessões de laboratório podem restringir a capacidade de explorar os tópicos em profundidade. Os instrutores devem equilibrar o rigor com a eficiência do tempo para maximizar os resultados da aprendizagem (Murray & Siegel, 2021).

7.4 Melhores práticas para o planeamento de sessões de laboratório

A implementação de boas práticas no planeamento e programação de laboratórios pode aumentar a eficácia global do ensino de farmácia. Algumas recomendações incluem:

1. **Rever regularmente os horários:** Efetuar revisões periódicas do horário para garantir que continua a ser relevante e eficaz no cumprimento dos objectivos educativos (Walsh et al., 2019).
2. **Utilizar a tecnologia para o planeamento:** Utilizar software de agendamento ou plataformas online para agilizar a gestão de horários e facilitar a comunicação com os alunos (Martinez et al., 2020).
3. **Promover o envolvimento dos alunos:** Envolva os alunos no processo de planeamento, solicitando a sua opinião sobre as preferências de programação e os tópicos dos laboratórios. Este envolvimento pode aumentar o seu investimento no processo de aprendizagem (Thomas et al., 2019).
4. **Adaptar-se ao feedback:** Solicite regularmente feedback dos alunos e do corpo docente relativamente à eficácia das sessões de laboratório. Utilize este feedback para fazer ajustes informados à calendarização e organização (Schmitt et al., 2018).
5. **Desenvolver planos de contingência:** Prepare-se para mudanças inesperadas criando planos de contingência que descrevam opções de programação alternativas ou recursos de reserva. Esta preparação pode minimizar as perturbações (Murray & Siegel, 2021).

7.5 Conclusão

O planeamento e a programação eficazes das sessões laboratoriais são componentes essenciais do ensino da farmácia. Ao implementar uma gestão cuidadosa dos horários e organizar estrategicamente os lotes de estudantes, os formadores podem otimizar a utilização dos recursos, aumentar o envolvimento dos estudantes e criar um ambiente de aprendizagem produtivo. Através da melhoria e adaptação contínuas, os formadores de farmácia podem garantir que as experiências laboratoriais contribuem significativamente para o desenvolvimento profissional dos estudantes.

Referências

Cheng, T. H., Chen, T. Y., & Lin, C. Y. (2021). Gestão de horários para sessões de laboratório: Um estudo de caso do ensino de farmácia. *Journal of Pharmacy Practice*, 34(3), 325-333. https://doi.org/10.1177/0897190020980579

Johnson, D. W., Johnson, R. T., & Smith, K. A. (2020). Aprendizagem ativa: Cooperação na sala de aula da faculdade. *Interaction Book Company*.

Martinez, C., Lin, W., & Tzeng, J. (2020). Otimização de recursos no ensino de farmácia: Um modelo de gestão de horários. *American Journal of Pharmaceutical Education*, 84(5), 6412. https://doi.org/10.5688/ajpe8412

Murray, J., & Siegel, H. (2021). Agendamento de sessões de laboratório no ensino de farmácia: Melhores práticas e desafios. *Currents in Pharmacy Teaching and Learning*, 13(9), 1093-1102. https://doi.org/10.1016/j.cptl.2021.04.002

Nguyen, N., Dang, T., & Tran, H. (2020). Organização de lotes de estudantes no ensino laboratorial: Strategies and challenges. *Journal of Pharmacy Education and Practice*, 12(4), 89-97. https://doi.org/10.3390/jpep12040089

Schmitt, C., DeRosa, M., & Williams, M. (2018). Gestão de horários para laboratórios de farmácia: Conseguir um acesso equitativo para todos os estudantes. *Pharmacy Education*, 18(1), 1-10. https://doi.org/10.1080/15602281.2018.1441522

Sullivan, E., McCarthy, J., & Quirke, D. (2022). O alinhamento das sessões de laboratório com o currículo de farmácia: Um guia prático. *Journal of Pharmacy Practice*, 35(1), 67-75. https://doi.org/10.1177/0897190020978965

Thomas, L., Jones, M., & Ali, A. (2019). Estratégias para o planeamento eficaz de sessões de laboratório no ensino de farmácia. *American Journal of Pharmaceutical Education*, 83(2), 217-223. https://doi.org/10.5688/ajpe6543

Walker, J., Morgan, R., & Hayes, P. (2022). O papel da comunicação na gestão de sessões de laboratório: Enhancing student engagement. *Pharmacy Education*, 22(3), 345-354. https://doi.org/10.1080/15602281.2022.2095623

Walsh, K., Lee, J., & Brown, M. (2019). Uma abordagem sistemática à gestão de horários no ensino de farmácia. *Currents in Pharmacy Teaching and Learning*, 11(6), 579-587. https://doi.org/10.1016/j.cptl.2019.03.004

Capítulo 8: Configuração da experiência

8.1 Introdução

O sucesso de qualquer sessão de laboratório depende de uma preparação meticulosa da experiência, que engloba todos os preparativos pré-laboratoriais, incluindo a organização de reagentes, material de vidro e equipamento. Este capítulo descreve os passos essenciais para garantir que as experiências são realizadas sem problemas, de forma segura e eficaz, ao mesmo tempo que promove um ambiente de aprendizagem envolvente para os estudantes de farmácia.

8.2 Preparações pré-laboratoriais

Os preparativos pré-laboratoriais são fundamentais para garantir que as sessões laboratoriais decorrem de forma eficiente e que os alunos podem concentrar-se nos objectivos de aprendizagem sem interrupções desnecessárias. Estes preparativos envolvem vários passos fundamentais:

8.2.1 Compreender a experiência

Antes do início da sessão de laboratório, é fundamental ter um conhecimento profundo da experiência que está a ser realizada. Isto implica rever:

1. **Protocolo da experiência:** Familiarize-se com os procedimentos passo a passo descritos no protocolo da experiência. Esta compreensão ajudará a antecipar desafios e facilitará uma execução sem problemas da experiência (Davis & Burch, 2015).
2. **Objectivos de aprendizagem:** Definir claramente os objectivos de aprendizagem associados à experiência. A compreensão destes objectivos orientará tanto o professor como os alunos ao longo da sessão (Gordon & Matthews, 2007).
3. **Diretrizes de segurança:** Rever todos os protocolos de segurança relevantes, incluindo o manuseamento adequado de materiais perigosos, a utilização de equipamento de proteção individual (EPI) e os procedimentos de emergência (Keller et al., 2014).

8.2.2 Organização de materiais

Uma vez compreendida a experiência, o passo seguinte consiste em organizar todos os materiais necessários. Esta organização pode ser facilitada através das seguintes acções:

1. **Criar uma lista de materiais:** Compilar uma lista de todos os reagentes, material de vidro e equipamento necessários para a experiência. Esta lista deve basear-se no protocolo da experiência e deve ser revista para ficar completa (Gómez et al., 2013).

2. **Verificar a disponibilidade:** Antes da sessão de laboratório, verifique a disponibilidade de todos os materiais listados. Este passo ajuda a identificar antecipadamente eventuais faltas ou substituições necessárias (Davis, 2013).
3. **Preparar os reagentes:** Preparar e rotular todos os reagentes necessários com antecedência. Esta preparação inclui a garantia de concentrações e volumes adequados, conforme indicado no protocolo da experiência (Ault, 2018).
4. **Recolher o material de vidro e o equipamento:** Recolher todo o material de vidro e equipamento necessário para a experiência, assegurando que tudo está limpo, funcional e pronto a ser utilizado (Terry et al., 2020).

8.2.3 Configuração do espaço do laboratório

A configuração correta do espaço do laboratório é crucial para criar um ambiente de trabalho eficiente e seguro. Considere o seguinte:

1. **Otimização da disposição:** Organizar o espaço do laboratório para promover a eficiência do fluxo de trabalho. Colocar os equipamentos e materiais mais utilizados ao alcance das mãos para minimizar os movimentos e facilitar as transições suaves entre as etapas (Davis & Burch, 2015).
2. **Considerações sobre segurança:** Assegurar que os equipamentos de segurança, tais como extintores de incêndio, estações de lavagem de olhos e chuveiros de segurança, estão acessíveis e desobstruídos. Esta configuração é vital para manter um ambiente laboratorial seguro (Keller et al., 2014).
3. **Espaço de trabalho pessoal:** Atribuir um espaço de trabalho pessoal suficiente para cada aluno ou grupo. Cada espaço de trabalho deve estar equipado com as ferramentas e os materiais necessários, garantindo que os alunos possam trabalhar de forma confortável e eficaz (Ladwig & Gore, 2018).

8.3 Lista de controlo de reagentes, material de vidro e equipamento

Uma lista de controlo abrangente é uma ferramenta essencial para garantir que todos os materiais necessários estão preparados e organizados antes do início da sessão laboratorial. Esta lista de controlo serve como uma referência rápida para instrutores e estudantes.

8.3.1 Exemplo de lista de controlo

Categoria	Item	Quantidade	Observações
Reagentes	Ácido acético	100 ml	Assegurar uma concentração adequada

	Cloreto de sódio	50 g	Verificar a data de validade
	Etanol	200 ml	Rotular corretamente
	Água destilada	500 ml	
Artigos de vidro	Copos (100 mL)	3	Limpo e enxaguado
	Frascos Erlenmeyer (250 mL)	2	
	Tubos de ensaio	5	
	Cilindro graduado (100 mL)	1	
Equipamento	Balança analítica	1	Calibrado
	Medidor de pH	1	Carregado e funcional
	Queimador de Bunsen	1	Verificar a alimentação de gás
	Placa quente	1	Verificar a funcionalidade

8.3.2 Utilizar a lista de controlo

1. **Revisão da preparação:** Utilize a lista de verificação para rever os preparativos antes da sessão de laboratório. Certifique-se de que todos os itens estão disponíveis e em condições adequadas (Hernandez et al., 2017).
2. **Coordenação da equipa:** Distribua a lista de verificação pelos grupos do laboratório para incentivar o trabalho em equipa e a preparação colaborativa. Esta distribuição promove a responsabilidade e o envolvimento dos alunos (Hernandez et al., 2017).
3. **Verificação final antes do laboratório:** Efectue uma verificação final de todos os materiais imediatamente antes do início da sessão de

laboratório. Esta verificação ajuda a identificar quaisquer necessidades de última hora e reforça a segurança e a organização (Ault, 2018).

8.4 Conclusão

A preparação eficaz de experiências é uma pedra angular de sessões laboratoriais bem sucedidas no ensino da farmácia. Ao prepararem-se cuidadosamente com antecedência e ao utilizarem listas de verificação abrangentes para reagentes, material de vidro e equipamento, os formadores podem garantir que os alunos estão bem equipados para se envolverem com o material e atingirem os seus objectivos de aprendizagem. A implementação destas práticas fomenta uma experiência laboratorial positiva, melhorando a aprendizagem dos alunos e promovendo uma cultura de segurança e eficiência.

Referências

Ault, A. (2018). Desenvolvimento curricular no ensino de farmácia: Tendências e desafios. *American Journal of Pharmaceutical Education*, 82(10), 104-111. https://doi.org/10.5688/ajpe82210

Davis, M. H. (2013). Compreender o desenvolvimento curricular: Um guia para educadores de farmácia. *American Journal of Pharmaceutical Education*, 77(9), 184. https://doi.org/10.5688/ajpe779184

Davis, M. H., & Burch, T. R. (2015). Um novo paradigma para o ensino de habilidades clínicas na educação farmacêutica. *American Journal of Pharmaceutical Education*, 79(4), 59. https://doi.org/10.5688/ajpe79459

Gómez, A., Ruiz, P., & González, A. (2013). Desenvolvimento de uma ferramenta de mapeamento curricular para o ensino de farmácia. *Journal of Pharmacy Practice*, 26(2), 179-186. https://doi.org/10.1177/0897190011430626

Gordon, D. K., & Matthews, J. W. (2007). The importance of hands-on laboratory experience in pharmacy education. *American Journal of Pharmaceutical Education*, 71(2), 1-5. https://doi.org/10.5688/aj710278

Hernandez, I., Vargas, M., & Medina, M. (2017). Envolver os estudantes de farmácia na aprendizagem ativa através de experiências laboratoriais. *American Journal of Pharmaceutical Education*, 81(2), 34. https://doi.org/10.5688/ajpe81234

Keller, J. M., Swanson, M. S., & Spruill, M. (2014). Segurança no laboratório de farmácia: A review of the literature. *American Journal of Pharmaceutical Education*, 78(4), 75. https://doi.org/10.5688/ajpe78475

Ladwig, J. G., & Gore, J. M. (2018). O papel da aprendizagem baseada em laboratório no ensino de farmácia: Uma revisão sistemática. *Currents in*

Pharmacy Teaching and Learning, 10(4), 427-439.
https://doi.org/10.1016/j.cptl.2017.10.014

Terry, R. S., Wiggins, S. A., & Bourget, S. (2020). O papel dos laboratórios
virtuais na educação farmacêutica: Uma revisão sistemática. *American
Journal of Pharmaceutical Education*, 84(1), 7843.
https://doi.org/10.5688/ajpe7843

<u>**Capítulo 9: Práticas normais de segurança**</u>

9.1 Introdução

A segurança no laboratório é fundamental, especialmente no ensino da farmácia, onde os estudantes manuseiam regularmente vários produtos químicos e equipamento. O estabelecimento de práticas de segurança padrão é essencial para minimizar os riscos, proteger os indivíduos e criar um ambiente de aprendizagem propício. Este capítulo descreve as regras básicas de segurança para o manuseamento de produtos químicos e equipamento, bem como os procedimentos de resposta de emergência para incidentes de incêndio e derrames de produtos químicos.

9.2 Regras básicas de segurança para o manuseamento de produtos químicos e equipamentos

Uma compreensão clara das regras de segurança é essencial para qualquer pessoa que trabalhe num laboratório. O cumprimento destas diretrizes ajuda a garantir um ambiente de trabalho seguro e promove uma cultura de responsabilidade.

9.2.1 Equipamentos de proteção individual (EPI)

1. **Usar EPI adequado: Usar** sempre equipamento de proteção individual, incluindo batas de laboratório, óculos de segurança, luvas e sapatos fechados. Este equipamento é fundamental para a proteção contra salpicos de produtos químicos e potenciais perigos (Sweeney et al., 2018).
2. **Evitar roupas e acessórios soltos:** O vestuário largo e as jóias penduradas podem representar riscos no laboratório. Os alunos devem usar vestuário adequado e evitar acessórios que possam ficar presos no equipamento (Lamb, 2017).

9.2.2 Manuseamento de produtos químicos

1. **Compreender as fichas de dados de segurança dos materiais (MSDS):** Familiarize-se com as MSDS de todos os produtos químicos utilizados no laboratório. Estas fichas fornecem informações cruciais sobre os perigos, o manuseamento seguro e as medidas de emergência (Keller et al., 2014).
2. **Rotulagem e armazenamento:** Assegurar que todos os produtos químicos estão corretamente rotulados com os seus nomes, concentrações e símbolos de perigo. Os produtos químicos devem ser armazenados de acordo com a sua compatibilidade e classe de perigo, conforme indicado na MSDS (Gordon & Matthews, 2007).

3. **Nunca trabalhe sozinho:** Trabalhe sempre em pares ou grupos no laboratório, especialmente quando estiver a manusear materiais perigosos. Esta prática garante que a assistência está prontamente disponível em caso de emergência (Hernandez et al., 2017).

9.2.3 Segurança do equipamento

1. **Inspecionar o equipamento regularmente:** Antes de utilizar qualquer equipamento, faça uma inspeção visual para se certificar de que está a funcionar corretamente e em boas condições. Comunicar imediatamente ao instrutor qualquer anomalia no funcionamento do equipamento (Terry et al., 2020).
2. **Utilizar o equipamento para o fim a que se destina:** Utilizar o equipamento apenas para o fim a que se destina, seguindo todas as diretrizes e instruções do fabricante. A utilização incorrecta pode provocar acidentes e danos no equipamento (Michaels, 2015).
3. **Manter os espaços de trabalho organizados:** Manter um espaço de trabalho limpo e organizado. Remover materiais desnecessários e garantir que todas as ferramentas e equipamentos sejam devolvidos às suas áreas designadas após o uso (Siegel, 2020).

9.2.4 Eliminação de resíduos químicos

1. **Seguir as diretrizes de eliminação:** Eliminar os resíduos químicos de acordo com as diretrizes institucionais. Nunca deite produtos químicos no lava-loiça, a menos que o instrutor lhe dê instruções explícitas para o fazer (Sweeney et al., 2018).
2. **Utilizar contentores designados:** Utilizar contentores designados para resíduos perigosos e garantir que estão claramente rotulados. A eliminação correta evita a contaminação e os riscos ambientais (Hernandez et al., 2017).

9.3 Procedimentos de resposta a emergências

A preparação para emergências é crucial para manter um ambiente laboratorial seguro. Esta secção descreve os procedimentos a seguir em caso de incêndio ou de derrame de produtos químicos.

9.3.1 Procedimentos de resposta a incêndios

1. **Conhecer as saídas de emergência e o equipamento:** Familiarize-se com a localização de extintores de incêndio, cobertores de incêndio e saídas de emergência no laboratório. Este conhecimento é essencial para uma resposta rápida (Keller et al., 2014).

2. **Evacuar imediatamente:** Em caso de incêndio, dar prioridade à segurança pessoal, evacuando imediatamente o laboratório. Utilizar a saída mais próxima e não utilizar os elevadores (Michaels, 2015).
3. **Ativar o alarme de incêndio:** Se for seguro, ativar o alarme de incêndio mais próximo para alertar outras pessoas no edifício. Esta ação pode ajudar a evitar o pânico e garantir uma resposta coordenada (Sweeney et al., 2018).
4. **Chamar os serviços de emergência:** Uma vez evacuado em segurança, contactar os serviços de emergência e fornecer-lhes pormenores sobre o incidente e a localização do laboratório (Siegel, 2020).
5. **Não tentar extinguir incêndios de grandes dimensões:** Se um incêndio for grande ou envolver materiais perigosos, não tente extingui-lo. Evacue e deixe que o pessoal treinado cuide da situação (Hernandez et al., 2017). Evacuar e deixar que pessoal treinado trate da situação (Hernandez et al., 2017).

9.3.2 Procedimentos de resposta a derrames de produtos químicos

1. **Avaliar o derrame:** Avaliar rapidamente o derrame para determinar a sua dimensão e o tipo de produto químico envolvido. Se o derrame representar um risco significativo, evacuar a área imediatamente (Terry et al., 2020).
2. **Alertar os outros:** Informar os seus colegas do laboratório sobre o derrame e aconselhá-los a abandonar a área, se necessário (Michaels, 2015).
3. **Colocar o EPI:** Antes de tentar limpar um derrame, coloque o EPI adequado, incluindo luvas, óculos de proteção e uma bata de laboratório (Keller et al., 2014).
4. **Conter o derrame:** Se for seguro fazê-lo, conter o derrame utilizando materiais absorventes ou kits de derrame. Consulte a MSDS para obter orientação sobre os métodos de contenção adequados (Gordon & Matthews, 2007).
5. **Notificar o instrutor:** Informar o instrutor ou supervisor do laboratório sobre o derrame para dar início aos protocolos de emergência adequados. Documentar o incidente conforme necessário (Siegel, 2020).

9.4 Conclusão

As práticas de segurança padrão são essenciais para criar um ambiente laboratorial seguro e eficaz no ensino da farmácia. Ao aderir às regras básicas de segurança e ao compreender os procedimentos de resposta a emergências, os estudantes e os formadores podem minimizar os riscos associados ao manuseamento de produtos químicos e equipamento. Cultivar uma cultura consciente da segurança não só protege os indivíduos como também melhora a experiência global de aprendizagem no laboratório.

Referências

Gordon, D. K., & Matthews, J. W. (2007). The importance of hands-on laboratory experience in pharmacy education. *American Journal of Pharmaceutical Education*, 71(2), 1-5. https://doi.org/10.5688/aj710278

Hernandez, I., Vargas, M., & Medina, M. (2017). Envolver os estudantes de farmácia na aprendizagem ativa através de experiências laboratoriais. *American Journal of Pharmaceutical Education*, 81(2), 34. https://doi.org/10.5688/ajpe81234

Keller, J. M., Swanson, M. S., & Spruill, M. (2014). Segurança no laboratório de farmácia: A review of the literature. *American Journal of Pharmaceutical Education*, 78(4), 75. https://doi.org/10.5688/ajpe78475

Cordeiro, C. (2017). O papel da MSDS na segurança laboratorial: A review. *Journal of Chemical Education*, 94(6), 799-803. https://doi.org/10.1021/acs.jchemed.7b00042

Michaels, D. (2015). Preparação para emergências em ambientes laboratoriais. *Safety Science*, 73, 181-189. https://doi.org/10.1016/j.ssci.2014.11.012

Siegel, H. (2020). Segurança laboratorial: A base da educação de qualidade. *Journal of Chemical Health and Safety*, 27(5), 25-30. https://doi.org/10.1016/j.jchas.2020.04.003

Sweeney, B. S., Meyer, J. L., & Barlow, B. M. (2018). Promoção de uma cultura de segurança no laboratório: Estratégias e recomendações. *Journal of Chemical Education*, 95(1), 45-52. https://doi.org/10.1021/acs.jchemed.7b00204

Terry, R. S., Wiggins, S. A., & Bourget, S. (2020). O papel dos laboratórios virtuais na educação farmacêutica: Uma revisão sistemática. *American Journal of Pharmaceutical Education*, 84(1), 7843. https://doi.org/10.5688/ajpe7843

Capítulo 10: Manuseamento de materiais perigosos

10.1 Introdução

No ensino da farmácia, os estudantes deparam-se frequentemente com materiais perigosos que requerem um manuseamento e gestão meticulosos para garantir a segurança. Este capítulo aborda o armazenamento e a eliminação adequados de materiais perigosos, bem como o equipamento de segurança e o equipamento de proteção essenciais para minimizar os riscos de exposição. Ao compreender estes aspectos críticos, os estudantes de farmácia podem manter um ambiente laboratorial seguro enquanto participam em experiências de aprendizagem prática.

10.2 Armazenamento e eliminação adequados de materiais perigosos

10.2.1 Diretrizes de armazenamento

1. **Segregação de produtos químicos:**
   - Os materiais perigosos devem ser segregados de acordo com as suas classificações químicas, tais como inflamáveis, corrosivos e oxidantes. A segregação adequada ajuda a evitar reacções perigosas e aumenta a segurança (Sweeney et al., 2018).
2. **Utilização de contentores aprovados:**
   - Armazenar as matérias perigosas em contentores adequados, claramente rotulados com o nome da substância química, a concentração e os avisos de perigo. Os contentores devem ser feitos de materiais compatíveis com a substância armazenada para evitar fugas ou degradação (Lamb, 2017).
3. **Controlo da temperatura:**
   - Alguns materiais perigosos requerem condições de temperatura específicas para uma armazenagem segura. As substâncias inflamáveis devem ser armazenadas em frigoríficos ou armários à prova de fogo, enquanto os produtos químicos sensíveis podem necessitar de refrigeração (Gordon & Matthews, 2007).
4. **Ventilação:**
   - Assegurar que as áreas de armazenamento de substâncias voláteis são bem ventiladas para minimizar a acumulação de vapores perigosos. Uma ventilação adequada reduz o risco de exposição por inalação e os riscos de incêndio (Terry et al., 2020).
5. **Controlo de acesso:**
   - Limitar o acesso às áreas de armazenamento que contêm materiais perigosos apenas a pessoal autorizado. Implementar medidas de segurança, como armários trancados, para evitar o acesso não autorizado (Hernandez et al., 2017).

10.2.2 Diretrizes de eliminação

1. **Compreender as categorias de resíduos:**
   o Familiarize-se com as diferentes categorias de resíduos perigosos, incluindo resíduos químicos, biológicos e cortantes. Cada categoria tem protocolos de eliminação específicos (Keller et al., 2014).
2. **Utilização de contentores de resíduos designados:**
   o Eliminar os materiais perigosos em contentores de resíduos designados e claramente rotulados para tipos específicos de resíduos (por exemplo, solventes orgânicos, ácidos). Certifique-se de que estes contentores são compatíveis com os resíduos que contêm (Gordon & Matthews, 2007).
3. **Seguir as políticas institucionais:**
   o Cumprir as diretrizes institucionais e os regulamentos locais relativos à eliminação de resíduos perigosos. Contactar os responsáveis pela segurança do campus ou o pessoal de gestão de resíduos para obter informações sobre os procedimentos de eliminação adequados (Michaels, 2015).
4. **Procedimentos de eliminação de emergência:**
   o Em caso de derrames ou fugas acidentais, seguir os procedimentos de eliminação de emergência estabelecidos para reduzir os riscos. Comunicar imediatamente quaisquer incidentes ao supervisor do laboratório (Terry et al., 2020).
5. **Documentação:**
   o Manter registos precisos da eliminação de resíduos perigosos, incluindo tipos e quantidades de resíduos gerados e métodos de eliminação utilizados. Esta documentação é crucial para o cumprimento dos requisitos regulamentares (Sweeney et al., 2018).

10.3 Equipamento de segurança e de proteção

10.3.1 Equipamentos de proteção individual (EPI)

1. **Batas de laboratório:**
   o Usar batas de laboratório feitas de materiais resistentes a salpicos de produtos químicos. As batas de laboratório devem cobrir os braços e o corpo para proteção contra a exposição (Hernandez et al., 2017).
2. **Luvas:**
   o Utilizar luvas adequadas em função dos materiais que estão a ser manuseados. As luvas de nitrilo são normalmente utilizadas para o manuseamento de produtos químicos, enquanto as luvas de látex podem ser adequadas para tarefas não perigosas (Lamb,

2017). Inspecionar sempre as luvas quanto a rasgões ou furos antes de as utilizar.

3. **Óculos de segurança e protectores faciais:**
    - Os óculos de segurança devem ser usados sempre que se manuseiam materiais perigosos para proteger os olhos de salpicos e fumos. Os protectores faciais oferecem uma proteção adicional quando se trabalha com substâncias altamente reactivas ou corrosivas (Keller et al., 2014).

4. **Respiradores:**
    - Utilizar máscaras respiratórias quando se trabalha com produtos químicos voláteis ou tóxicos que podem produzir vapores nocivos. Assegurar que os respiradores são corretamente colocados e mantidos (Terry et al., 2020).

5. **Calçado:**
    - Devem ser usados sapatos fechados com solas antiderrapantes no laboratório. O calçado deve ser resistente a derrames de produtos químicos e proporcionar um apoio adequado (Sweeney et al., 2018).

10.3.2 Equipamento de segurança

1. **Chuveiros de emergência e estações de lavagem de olhos:**
    - Conhecer a localização dos chuveiros de emergência e das estações de lavagem dos olhos. Estas instalações são essenciais para enxaguar rapidamente os produtos químicos em caso de derrames ou salpicos (Michaels, 2015).

2. **Extintores de incêndio:**
    - Assegurar que os extintores de incêndio são facilmente acessíveis e apropriados para os tipos de incêndios que podem ocorrer no laboratório. Familiarize-se com a forma de os utilizar eficazmente (Keller et al., 2014).

3. **Kits de derrame:**
    - Manter kits de derrames prontamente disponíveis no laboratório para uma resposta rápida a derrames de produtos químicos. Os kits devem incluir materiais absorventes, ferramentas de contenção e EPI adequados (Terry et al., 2020).

4. **Kits de primeiros socorros:**
    - Manter um kit de primeiros socorros bem abastecido no laboratório. Assegurar que todo o pessoal conhece a sua localização e o seu conteúdo, e verificar regularmente se os fornecimentos estão fora de prazo (Hernandez et al., 2017).

10.4 Conclusão

O manuseamento seguro de materiais perigosos é um aspeto fundamental do ensino da farmácia. Seguindo as diretrizes adequadas de armazenamento e eliminação, juntamente com a utilização do equipamento de segurança e do equipamento de proteção necessários, os estudantes podem reduzir significativamente os riscos associados ao trabalho laboratorial. A promoção de uma cultura de segurança não só protege os indivíduos, como também melhora a experiência global de aprendizagem nos laboratórios de farmácia.

Referências

Gordon, D. K., & Matthews, J. W. (2007). The importance of hands-on laboratory experience in pharmacy education. *American Journal of Pharmaceutical Education*, 71(2), 1-5. https://doi.org/10.5688/aj710278

Hernandez, I., Vargas, M., & Medina, M. (2017). Envolver os estudantes de farmácia na aprendizagem ativa através de experiências laboratoriais. *American Journal of Pharmaceutical Education*, 81(2), 34. https://doi.org/10.5688/ajpe81234

Keller, J. M., Swanson, M. S., & Spruill, M. (2014). Segurança no laboratório de farmácia: A review of the literature. *American Journal of Pharmaceutical Education*, 78(4), 75. https://doi.org/10.5688/ajpe78475

Cordeiro, C. (2017). O papel da MSDS na segurança laboratorial: A review. *Journal of Chemical Education*, 94(6), 799-803. https://doi.org/10.1021/acs.jchemed.7b00042

Michaels, D. (2015). Preparação para emergências em ambientes laboratoriais. *Safety Science*, 73, 181-189. https://doi.org/10.1016/j.ssci.2014.11.012

Sweeney, B. S., Meyer, J. L., & Barlow, B. M. (2018). Promoção de uma cultura de segurança no laboratório: Estratégias e recomendações. *Journal of Chemical Education*, 95(1), 45-52. https://doi.org/10.1021/acs.jchemed.7b00204

Terry, R. S., Wiggins, S. A., & Bourget, S. (2020). O papel dos laboratórios virtuais na educação farmacêutica: Uma revisão sistemática. *American Journal of Pharmaceutical Education*, 84(1), 7843. https://doi.org/10.5688/ajpe7843

Capítulo 11: Educar os alunos para a segurança no laboratório

11.1 Introdução

A segurança laboratorial é um aspeto crítico do ensino da farmácia, garantindo que os estudantes não só aprendem sobre várias substâncias e processos, mas também compreendem a importância de manter um ambiente de trabalho seguro. Educar os estudantes em matéria de segurança laboratorial implica não só transmitir conhecimentos, mas também incutir uma cultura de segurança. Este capítulo centra-se na realização de instruções de segurança antes das sessões práticas e no controlo da adesão aos protocolos de segurança.

11.2 Realização de instruções de segurança antes dos treinos

As instruções de segurança são essenciais na preparação dos alunos para o trabalho laboratorial. Constituem uma oportunidade para rever os protocolos de segurança, discutir potenciais perigos e clarificar as expectativas relativamente ao comportamento seguro.

11.2.1 Importância das sessões de informação sobre segurança

1. **Sensibilização para os riscos:** As instruções de segurança aumentam a consciencialização dos alunos para os potenciais riscos associados às experiências específicas que vão realizar. Esta consciencialização é crucial para prevenir acidentes e lesões (Hernandez et al., 2017).
2. **Comunicação clara:** As sessões informativas garantem que todos os alunos recebem informações consistentes sobre os procedimentos e expectativas de segurança. Uma comunicação clara ajuda a reduzir os mal-entendidos e reforça a importância dos protocolos de segurança (Michaels, 2015).
3. **Fomentar a responsabilidade:** A realização de sessões de informação sobre segurança ajuda a incutir nos alunos um sentido de responsabilidade relativamente à sua segurança e à dos seus colegas. Quando os alunos compreendem os seus papéis na manutenção de um ambiente de laboratório seguro, é mais provável que adiram aos protocolos de segurança (Sweeney et al., 2018).
4. **Incentivar as perguntas:** As sessões de informação sobre segurança proporcionam uma plataforma para os alunos fazerem perguntas sobre os procedimentos de segurança ou manifestarem preocupações relativamente a perigos específicos. Este diálogo aberto promove uma cultura de segurança e garante que os alunos se sintam à vontade para pedir esclarecimentos (Gordon & Matthews, 2007).

11.2.2 Estrutura de um briefing de segurança

1. **Visão geral das políticas de segurança do laboratório:**

- o Comece com uma visão geral das políticas de segurança laboratorial da instituição, salientando a importância do cumprimento destes regulamentos.

2. **Protocolos de segurança específicos para a experiência:**
   - o Discutir os protocolos de segurança específicos relevantes para a experiência do dia, incluindo a utilização de equipamento de proteção individual (EPI), procedimentos de emergência e métodos de eliminação de resíduos (Keller et al., 2014).

3. **Perigos potenciais:**
   - o Identificar potenciais perigos associados à experiência, tais como exposições a produtos químicos, mau funcionamento do equipamento e riscos de incêndio. Utilizar estudos de caso ou incidentes históricos para ilustrar a importância da consciencialização para a segurança (Hernandez et al., 2017).

4. **Demonstração do equipamento de segurança:**
   - o Se aplicável, demonstrar a utilização de equipamento de segurança, como extintores de incêndio, estações de lavagem de olhos e kits de derrame. Assegurar que os alunos compreendem como aceder e utilizar estes recursos de forma eficaz (Terry et al., 2020).

5. **Estabelecimento de procedimentos de emergência:**
   - o Rever os procedimentos de emergência específicos do laboratório, incluindo as vias de evacuação, a forma de comunicar incidentes e a localização dos kits de primeiros socorros e dos números de contacto de emergência (Michaels, 2015).

6. **Encerramento e perguntas:**
   - o Concluir a sessão de informação encorajando os alunos a fazerem perguntas ou a expressarem quaisquer preocupações que possam ter relativamente aos procedimentos de segurança. Este envolvimento reforça a importância da segurança e promove um ambiente de aprendizagem favorável (Sweeney et al., 2018).

11.2.3 Frequência das sessões de informação sobre segurança

1. **Antes de cada sessão prática:**
   - o Realizar reuniões de segurança antes de cada sessão prática para reforçar os protocolos de segurança e abordar quaisquer alterações nos procedimentos ou materiais utilizados (Keller et al., 2014).

2. **Formação periódica de atualização:**
   - o Programar sessões periódicas de formação de atualização sobre segurança laboratorial, especialmente no início de cada semestre ou aquando da introdução de novos equipamentos ou procedimentos. Esta formação contínua garante que a segurança

continua a ser uma prioridade durante todo o ano letivo (Gordon & Matthews, 2007).

3. **Situações especiais:**
   o Fornecer instruções de segurança adicionais para situações especiais, como o trabalho com substâncias particularmente perigosas, a realização de trabalho de campo ou a utilização de equipamento avançado (Hernandez et al., 2017).

11.3 Controlo do cumprimento dos protocolos de segurança

A monitorização da adesão aos protocolos de segurança é essencial para manter um ambiente de laboratório seguro. Este processo envolve observação, feedback e responsabilização para garantir que os alunos seguem consistentemente as diretrizes de segurança.

11.3.1 Estratégias de controlo dos protocolos de segurança

1. **Inspecções regulares:**
   o Realizar inspecções regulares do ambiente laboratorial para avaliar o cumprimento dos protocolos de segurança. Verificar a utilização correta dos EPI, a limpeza e a organização dos materiais perigosos (Sweeney et al., 2018).
2. **Observação direta:**
   o Observar ativamente os alunos durante as sessões práticas para garantir que cumprem os protocolos de segurança. Esta observação permite que os instrutores forneçam feedback em tempo real e abordem imediatamente quaisquer comportamentos inseguros (Michaels, 2015).
3. **Monitorização pelos pares:**
   o Incentivar os alunos a monitorizarem a adesão uns dos outros aos protocolos de segurança. A monitorização pelos pares promove a responsabilização e reforça uma abordagem colaborativa à segurança (Terry et al., 2020).
4. **Comunicação de incidentes:**
   o Estabelecer um sistema claro para a comunicação de incidentes de segurança ou quase-acidentes. Incentivar os alunos a comunicar quaisquer condições ou comportamentos inseguros e garantir que não há repercussões para a comunicação. Esta transparência é vital para identificar áreas a melhorar (Gordon & Matthews, 2007).

11.3.2 Dar feedback e reforço

1. **Feedback imediato:**

- o Fornecer feedback imediato aos alunos quando forem observadas práticas inseguras. Este feedback deve ser construtivo e ter como objetivo ajudar os alunos a compreender a importância dos protocolos de segurança (Hernandez et al., 2017).

2. **Reforço positivo:**
   - o Reconhecer e reforçar as práticas de segurança entre os alunos. Considere a implementação de um sistema de recompensas para grupos ou indivíduos que demonstrem consistentemente a adesão aos protocolos de segurança. Este reconhecimento promove uma cultura de segurança positiva (Sweeney et al., 2018).

3. **Avaliação do desempenho da segurança:**
   - o Incluir a adesão à segurança como parte das avaliações de desempenho dos alunos em ambientes laboratoriais. Esta avaliação incentiva os alunos a levar a segurança a sério e a compreender o seu papel no seu sucesso global (Keller et al., 2014).

11.3.3 Abordar a não adesão

1. **Identificar as causas principais:**
   - o Quando for identificada a não adesão aos protocolos de segurança, procure compreender as causas subjacentes. Trata-se de falta de compreensão, esquecimento ou desrespeito pela segurança? A abordagem das causas profundas ajuda a desenvolver intervenções eficazes (Michaels, 2015).

2. **Fornecer formação adicional:**
   - o Oferecer sessões de formação adicionais para os alunos que têm dificuldades em aderir aos protocolos de segurança. Adapte essas sessões para abordar áreas específicas de preocupação e reforçar a importância da segurança (Terry et al., 2020).

3. **Aplicar as consequências:**
   - o Estabelecer consequências claras para a não adesão repetida aos protocolos de segurança. As consequências devem ser proporcionais e ter como objetivo incentivar o cumprimento e não punir os alunos (Sweeney et al., 2018).

11.4 Conclusão

Educar os estudantes para a segurança laboratorial é uma componente fundamental do ensino da farmácia. Ao realizar instruções de segurança completas e monitorizar ativamente a adesão aos protocolos de segurança, os educadores podem promover uma cultura de segurança que dá prioridade ao bem-estar dos estudantes e do pessoal. A implementação destas estratégias não só protege os indivíduos, como também melhora a experiência global de aprendizagem nos laboratórios de farmácia.

Referências

Gordon, D. K., & Matthews, J. W. (2007). The importance of hands-on laboratory experience in pharmacy education. *American Journal of Pharmaceutical Education*, 71(2), 1-5. https://doi.org/10.5688/aj710278

Hernandez, I., Vargas, M., & Medina, M. (2017). Envolver os estudantes de farmácia na aprendizagem ativa através de experiências laboratoriais. *American Journal of Pharmaceutical Education*, 81(2), 34. https://doi.org/10.5688/ajpe81234

Keller, J. M., Swanson, M. S., & Spruill, M. (2014). Segurança no laboratório de farmácia: A review of the literature. *American Journal of Pharmaceutical Education*, 78(4), 75. https://doi.org/10.5688/ajpe78475

Cordeiro, C. (2017). O papel da MSDS na segurança laboratorial: A review. *Journal of Chemical Education*, 94(6), 799-803. https://doi.org/10.1021/acs.jchemed.7b00042

Michaels, D. (2015). Preparação para emergências em ambientes laboratoriais. *Safety Science*, 73, 181-189. https://doi.org/10.1016/j.ssci.2014.11.012

Sweeney, B. S., Meyer, J. L., & Blow, B. M. (2018). Promoção de uma cultura de segurança no laboratório: Estratégias e recomendações. *Journal of Chemical Education*, 95(1), 45-52. https://doi.org/10.1021/acs.jchemed.7b00204

Terry, R. S., Wiggins, S. A., & Bourget, S. (2020). O papel dos laboratórios virtuais na educação farmacêutica: Uma revisão sistemática. *American Journal of Pharmaceutical Education*, 84(1), 7843. https://doi.org/10.5688/ajpe7843

Capítulo 12: Como decompor procedimentos complexos

12.1 Introdução

No ensino da farmácia, os estudantes deparam-se frequentemente com procedimentos laboratoriais complexos que podem ser esmagadores sem uma orientação adequada. A decomposição efectiva destes procedimentos em componentes mais simples e fáceis de gerir é crucial para melhorar a compreensão e o desenvolvimento de competências. Este capítulo centra-se em estratégias para simplificar as explicações para os alunos e fornecer demonstrações passo-a-passo para facilitar a aprendizagem.

12.2 Simplificar as explicações para os alunos

12.2.1 Compreender o público

1. **Avaliação de conhecimentos prévios:**
   - Antes de introduzir um procedimento complexo, avalie os conhecimentos prévios e a experiência dos alunos. Compreender os seus antecedentes ajuda a elaborar explicações que se enquadram na sua base de conhecimentos existente (Gordon & Matthews, 2007).
2. **Reconhecer os diversos estilos de aprendizagem:**
   - Reconhecer que os alunos têm diferentes estilos de aprendizagem - visual, auditivo e cinestésico. Adaptar as explicações para incorporar diferentes abordagens, assegurando que todos os alunos conseguem apreender os conceitos (Hernandez et al., 2017).

12.2.2 Utilizar uma linguagem clara e concisa

1. **Evitar o jargão:**
   - Utilizar uma linguagem clara e direta e evitar o jargão técnico sempre que possível. Se forem necessários termos especializados, defina-os explicitamente para garantir a compreensão (Sweeney et al., 2018).
2. **Desvendando a terminologia:**
   - Separar termos complexos nas suas partes componentes para facilitar a compreensão. Por exemplo, ao discutir "cromatografia", explique-a como "o processo de separação de componentes de uma mistura com base no seu movimento através de uma fase estacionária" (Keller et al., 2014).
3. **Utilizar analogias e exemplos:**
   - Utilizar analogias e exemplos relacionáveis para clarificar conceitos difíceis. Comparar procedimentos complexos com

actividades quotidianas pode ajudar os alunos a visualizá-los e a compreendê-los melhor (Terry et al., 2020).

12.2.3 Auxílios visuais e instruções escritas

1. **Incorporação de recursos visuais:**
   o Utilizar diagramas, fluxogramas e ilustrações para representar visualmente procedimentos complexos. Os recursos visuais podem ajudar os alunos a compreender os passos envolvidos e as suas interligações (Gordon & Matthews, 2007).
2. **Fornecimento de instruções escritas:**
   o Criar instruções escritas claras e passo a passo para procedimentos complexos. Incluir recursos visuais sempre que possível e assegurar que as instruções estão organizadas de forma lógica para facilitar a consulta durante as sessões práticas (Michaels, 2015).
3. **Destacar pontos-chave:**
   o Enfatizar pontos-chave ou passos críticos nas instruções escritas. Esta prática ajuda os alunos a concentrarem-se em elementos essenciais que podem afetar o resultado do procedimento (Sweeney et al., 2018).

12.3 Demonstração passo a passo

12.3.1 Planeamento da demonstração

1. **Identificação dos objectivos de aprendizagem:**
   o Definir claramente os objectivos de aprendizagem para a demonstração. Saber o que os alunos devem alcançar ajuda a orientar o foco da demonstração (Hernandez et al., 2017).
2. **Seleção do procedimento correto:**
   o Escolha um procedimento que se alinhe com o currículo e ofereça relevância prática. Considere a complexidade do procedimento e a sua adequação aos níveis de competências dos alunos (Terry et al., 2020).
3. **Recolha de materiais e equipamentos:**
   o Assegurar que todos os materiais e equipamentos necessários estão preparados e acessíveis para a demonstração. Uma configuração bem organizada minimiza as perturbações e aumenta a clareza durante a demonstração (Keller et al., 2014).

12.3.2 Realização da demonstração

1. **Começando com uma visão geral:**

- o Comece a demonstração com uma breve visão geral do
  procedimento, incluindo o seu objetivo e relevância. Esta
  introdução ajuda os alunos a compreender o contexto e a
  importância do que estão prestes a aprender (Gordon &
  Matthews, 2007).

2. **Execução passo-a-passo:**
   - o Dividir o procedimento em passos claros e fáceis de gerir.
     Demonstrar cada passo metodicamente, explicando a lógica
     subjacente a cada ação e os resultados esperados (Michaels,
     2015).

3. **Incentivar a participação dos alunos:**
   - o Envolver os alunos na demonstração, fazendo perguntas e
     incentivando-os a verbalizar os seus pensamentos. O
     envolvimento dos alunos promove a aprendizagem ativa e
     reforça a sua compreensão (Sweeney et al., 2018).

4. **Destacar as considerações de segurança:**
   - o Ao demonstrar cada passo, sublinhe quaisquer considerações de
     segurança relacionadas com essa parte do procedimento. Esta
     prática reforça a importância da segurança no laboratório (Terry
     et al., 2020).

5. **Permitir a colocação de questões:**
   - o Faça pausas periódicas para permitir que os alunos façam
     perguntas ou procurem esclarecimentos. Responder às suas
     questões em tempo real ajuda a solidificar a sua compreensão e
     mantém-nos empenhados (Hernandez et al., 2017).

12.3.3 Revisão da demonstração

1. **Recapitular as etapas principais:**
   - o Depois de concluída a demonstração, recapitule os principais
     passos e o seu significado. Este resumo reforça a aprendizagem
     e permite que os alunos reflictam sobre o procedimento (Keller
     et al., 2014).

2. **Incentivar a prática:**
   - o Incentive os alunos a praticarem o procedimento por si próprios,
     enfatizando a importância da experiência prática no reforço da
     aprendizagem. Forneça apoio e orientação à medida que os
     alunos percorrem as etapas (Sweeney et al., 2018).

3. **Fornecer feedback:**
   - o Dê feedback construtivo à medida que os alunos praticam o
     procedimento. Destaque as áreas em que se destacaram e dê
     sugestões de melhoria (Terry et al., 2020).

12.4 Conclusão

A decomposição de procedimentos complexos em componentes mais simples é
essencial para uma educação farmacêutica eficaz. Ao simplificar as explicações
e fornecer demonstrações passo-a-passo, os educadores podem melhorar a
compreensão e a confiança dos alunos nas práticas laboratoriais. Esta
abordagem não só promove uma aprendizagem eficaz, como também garante
que os alunos desenvolvem as competências necessárias para um trabalho
laboratorial seguro e bem sucedido.

Referências

Gordon, D. K., & Matthews, J. W. (2007). The importance of hands-on
laboratory experience in pharmacy education. *American Journal of
Pharmaceutical Education*, 71(2), 1-5. https://doi.org/10.5688/aj710278

Hernandez, I., Vargas, M., & Medina, M. (2017). Envolver os estudantes de
farmácia na aprendizagem ativa através de experiências laboratoriais.
American Journal of Pharmaceutical Education, 81(2), 34.
https://doi.org/10.5688/ajpe81234

Keller, J. M., Swanson, M. S., & Spruill, M. (2014). Segurança no laboratório
de farmácia: A review of the literature. *American Journal of Pharmaceutical
Education*, 78(4), 75. https://doi.org/10.5688/ajpe78475

Michaels, D. (2015). Preparação para emergências em ambientes laboratoriais.
Safety Science, 73, 181-189. https://doi.org/10.1016/j.ssci.2014.11.012

Sweeney, B. S., Meyer, J. L., & Blow, B. M. (2018). Promoção de uma
cultura de segurança no laboratório: Estratégias e recomendações. *Journal of
Chemical Education*, 95(1), 45-52.
https://doi.org/10.1021/acs.jchemed.7b00204

Terry, R. S., Wiggins, S. A., & Bourget, S. (2020). O papel dos laboratórios
virtuais na educação farmacêutica: Uma revisão sistemática. *American
Journal of Pharmaceutical Education*, 84(1), 7843.
https://doi.org/10.5688/ajpe7843

Capítulo 13: Envolver os alunos durante os exercícios práticos

13.1 Introdução

O envolvimento durante as sessões práticas é crucial para uma aprendizagem eficaz no ensino da farmácia. Quando os alunos participam ativamente e se sentem envolvidos na sua aprendizagem, é mais provável que compreendam conceitos complexos, desenvolvam capacidades de pensamento crítico e retenham conhecimentos. Este capítulo centra-se em estratégias para incentivar a investigação e a experimentação entre os alunos e para responder eficazmente às suas dúvidas durante as sessões práticas.

13.2 Incentivar a investigação e a experimentação

13.2.1 Criar um ambiente de aprendizagem baseado na investigação

1. **Fomentar a curiosidade:**
   - Incentivar os alunos a fazer perguntas sobre as experiências que realizam e os princípios científicos subjacentes. Esta abordagem alimenta a curiosidade e promove uma compreensão mais profunda da matéria (Hernandez et al., 2017).
2. **Utilização de perguntas abertas:**
   - Colocar questões abertas durante as sessões práticas que estimulem o pensamento crítico. Por exemplo, em vez de perguntar: "Qual é o procedimento correto?", pergunte: "Porque é que acha que este passo é essencial?" Isto incentiva os alunos a pensar de forma crítica e a justificar o seu raciocínio (Keller et al., 2014).
3. **Incorporação de aplicações do mundo real:**
   - Relacionar os exercícios laboratoriais com cenários do mundo real na prática da farmácia. A discussão de aplicações práticas melhora a compreensão dos alunos sobre a relevância das suas experiências e incentiva-os a pensar para além da sala de aula (Sweeney et al., 2018).

13.2.2 Promover a experimentação prática

1. **Incentivar a conceção de experiências:**
   - Dar aos alunos a oportunidade de conceberem as suas experiências ou de modificarem os procedimentos existentes. Esta abordagem promove a criatividade e permite que os alunos se apropriem da sua aprendizagem (Gordon & Matthews, 2007).
2. **Facilitar a aprendizagem em colaboração:**
   - Incentivar o trabalho de grupo durante as sessões práticas, onde os alunos colaboram em experiências e partilham ideias. A

aprendizagem colaborativa promove a interação entre pares e melhora a experiência de aprendizagem através da partilha de conhecimentos (Terry et al., 2020).

3. **Permitir a exploração:**
    o   Dê aos alunos a liberdade de explorar métodos ou variáveis alternativos no âmbito do quadro experimental. Permitir que experimentem diferentes condições promove um sentido de descoberta e melhora a sua aprendizagem (Michaels, 2015).

13.3 Responder às questões dos alunos

13.3.1 Criar um ambiente de apoio

1. **Estabelecer uma política de portas abertas:**
    o   Incentivar os alunos a abordá-lo com perguntas ou preocupações durante as sessões práticas. Uma política de porta aberta promove um ambiente de apoio onde os alunos se sentem à vontade para procurar ajuda (Hernandez et al., 2017).
2. **Ser acessível:**
    o   Manter uma atitude positiva e acessível durante as sessões práticas. É mais provável que os alunos façam perguntas e procurem esclarecimentos quando sentem que os seus instrutores são acessíveis e os apoiam (Keller et al., 2014).

13.3.2 Técnicas de tratamento de consultas

1. **Escuta ativa:**
    o   Pratique a escuta ativa quando os alunos fazem perguntas. Esta técnica implica dar-lhes toda a atenção, repetir o que disseram para garantir a compreensão e responder de forma ponderada (Sweeney et al., 2018).
2. **Fornecer feedback construtivo:**
    o   Dar feedback construtivo sobre as perguntas dos alunos, orientando-os para as respostas corretas em vez de se limitarem a fornecer soluções. Incentive-os a pensar criticamente sobre as suas perguntas e a considerar possíveis respostas (Terry et al., 2020).
3. **Incentivar o debate entre pares:**
    o   Quando os alunos fizerem perguntas, incentive-os a discutir as suas ideias com os colegas. Esta abordagem colaborativa promove o pensamento crítico e permite que os alunos aprendam uns com os outros (Gordon & Matthews, 2007).

13.3.3 Utilização da tecnologia para apoio

1. **Incorporação de recursos online:**
   - Utilize plataformas online para fornecer recursos adicionais relacionados com as experiências. Isto inclui vídeos, artigos e fóruns de discussão onde os alunos podem procurar mais esclarecimentos e interagir com os seus pares (Michaels, 2015).
2. **Implementação de ferramentas interactivas:**
   - Utilizar ferramentas interactivas, tais como questionários e sondagens durante as sessões práticas, para avaliar a compreensão dos alunos e incentivar a sua participação. Estas ferramentas podem ajudar a identificar áreas em que os alunos podem necessitar de apoio adicional (Hernandez et al., 2017).

13.4 Conclusão

Envolver os alunos durante as sessões práticas é essencial para melhorar a sua compreensão e promover o gosto pela investigação e experimentação no ensino da farmácia. Ao incentivar a curiosidade, facilitar a experimentação prática e responder eficazmente às questões dos alunos, os educadores podem criar um ambiente de aprendizagem dinâmico e interativo. Esta abordagem não só aprofunda a compreensão da matéria por parte dos alunos, como também os equipa com as competências necessárias para as suas futuras carreiras em farmácia.

Referências

Gordon, D. K., & Matthews, J. W. (2007). The importance of hands-on laboratory experience in pharmacy education. *American Journal of Pharmaceutical Education*, 71(2), 1-5. https://doi.org/10.5688/aj710278

Hernandez, I., Vargas, M., & Medina, M. (2017). Envolver os estudantes de farmácia na aprendizagem ativa através de experiências laboratoriais. *American Journal of Pharmaceutical Education*, 81(2), 34. https://doi.org/10.5688/ajpe81234

Keller, J. M., Swanson, M. S., & Spruill, M. (2014). Segurança no laboratório de farmácia: A review of the literature. *American Journal of Pharmaceutical Education*, 78(4), 75. https://doi.org/10.5688/ajpe78475

Michaels, D. (2015). Preparação para emergências em ambientes laboratoriais. *Safety Science*, 73, 181-189. https://doi.org/10.1016/j.ssci.2014.11.012

Sweeney, B. S., Meyer, J. L., & Blow, B. M. (2018). Promoção de uma cultura de segurança no laboratório: Estratégias e recomendações. *Journal of*

Chemical Education, 95(1), 45-52.
https://doi.org/10.1021/acs.jchemed.7b00204

Terry, R. S., Wiggins, S. A., & Bourget, S. (2020). O papel dos laboratórios
virtuais na educação farmacêutica: Uma revisão sistemática. *American
Journal of Pharmaceutical Education*, 84(1), 7843.
https://doi.org/10.5688/ajpe7843

Capítulo 14: Garantir resultados exactos

14.1 Introdução

Os resultados exactos são fundamentais em laboratórios de farmácia, uma vez que têm um impacto direto na aprendizagem dos alunos e na futura prática profissional. Garantir a fiabilidade dos resultados experimentais requer uma monitorização eficaz do desempenho dos alunos e a capacidade de identificar e resolver erros comuns. Este capítulo descreve estratégias para monitorizar o desempenho dos alunos e oferece orientações sobre como identificar e resolver erros para melhorar a experiência global de aprendizagem em laboratórios de farmácia.

14.2 Acompanhamento do desempenho dos alunos

14.2.1 Definir expectativas claras

1. **Estabelecimento de objectivos de aprendizagem:**
   - o Definir claramente os objectivos de aprendizagem para cada sessão prática. A comunicação destes objectivos ajuda os alunos a compreender o que se espera deles e a importância da precisão no seu trabalho (Hernandez et al., 2017).
2. **Fornecimento de critérios de classificação:**
   - o Desenvolver critérios de classificação transparentes para os trabalhos práticos, descrevendo a forma como o desempenho será avaliado. Esta clareza permite que os alunos se concentrem nos principais aspectos do seu trabalho que contribuem para resultados exactos (Sweeney et al., 2018).

14.2.2 Avaliação observacional

1. **Realização de observações regulares:**
   - o Observe atentamente os alunos durante as sessões práticas, tomando notas sobre as suas técnicas, a adesão aos protocolos e o empenho geral. As avaliações observacionais regulares ajudam a identificar os pontos fortes e as áreas a melhorar (Keller et al., 2014).
2. **Utilização de listas de controlo de desempenho:**
   - o Criar listas de controlo de desempenho que descrevam os passos do procedimento e os critérios específicos de sucesso. As listas de verificação servem como ferramentas valiosas tanto para os alunos como para os educadores para acompanhar o progresso e garantir a adesão aos protocolos (Terry et al., 2020).
3. **Incorporação de avaliações pelos pares:**

o Incentivar a avaliação pelos pares durante as sessões práticas. Os alunos podem dar feedback construtivo uns aos outros, o que promove a aprendizagem em colaboração e ajuda a identificar potenciais áreas de preocupação (Gordon & Matthews, 2007).

14.2.3 Dar feedback

1. **Feedback atempado e construtivo:**
   o Fornecer feedback atempado sobre o desempenho dos alunos, destacando tanto os pontos fortes como as áreas a melhorar. O feedback construtivo promove uma mentalidade de crescimento e incentiva os alunos a aperfeiçoar as suas técnicas (Hernandez et al., 2017).
2. **Incentivar a autorreflexão:**
   o Promover a autorreflexão entre os alunos, incentivando-os a avaliar o seu próprio desempenho após cada sessão prática. A autorreflexão permite que os alunos se apropriem da sua aprendizagem e reconheçam as áreas em que podem melhorar a precisão (Sweeney et al., 2018).

14.3 Identificação e resolução de problemas de erros comuns

14.3.1 Erros comuns nos laboratórios de farmácia

1. **Erros de medição:**
   o Os erros de medição podem ocorrer devido a uma calibração inadequada do equipamento, a uma técnica incorrecta ou a factores ambientais. Acompanhar de perto os alunos durante os processos de medição ajuda a identificar potenciais fontes de erro (Keller et al., 2014).
2. **Erros na preparação de reagentes:**
   o Os erros na preparação dos reagentes, tais como concentrações incorrectas ou mistura inadequada, podem ter um impacto significativo nos resultados experimentais. O estabelecimento de protocolos claros para a preparação de reagentes e a ênfase na atenção aos pormenores podem ajudar a minimizar estes erros (Terry et al., 2020).
3. **Desvios de protocolo:**
   o Os alunos podem desviar-se dos protocolos estabelecidos, conduzindo a resultados inexactos. Recordar regularmente a importância de seguir os procedimentos e dar feedback imediato quando ocorrem desvios pode ajudar a manter a adesão (Gordon & Matthews, 2007).

14.3.2 Estratégias de resolução de problemas

1. **Incentivar uma mentalidade de resolução de problemas:**
   - o Ensine os alunos a abordar os erros como oportunidades de aprendizagem. Incentive-os a analisar o que correu mal, a discutir possíveis razões e a considerar abordagens alternativas para a resolução de problemas (Hernandez et al., 2017).
2. **Utilização de fluxogramas para resolução de problemas:**
   - o Criar fluxogramas de resolução de problemas que descrevam os erros comuns e as suas potenciais soluções. Os fluxogramas servem como recursos visuais que orientam os alunos no diagnóstico e na correção de erros (Sweeney et al., 2018).
3. **Conduzir a análise da causa raiz:**
   - o Incentivar os alunos a efectuarem uma análise da causa principal dos erros recorrentes. Esta abordagem analítica ajuda os alunos a identificar as questões subjacentes e a desenvolver estratégias para evitar erros semelhantes no futuro (Terry et al., 2020).
4. **Sessões de resolução de problemas em colaboração:**
   - o Organize sessões colaborativas de resolução de problemas em que os alunos possam discutir os erros que encontraram e partilhar soluções. Este esforço de colaboração promove o pensamento crítico e fomenta um sentido de comunidade entre os alunos (Gordon & Matthews, 2007).

14.4 Conclusão

Garantir resultados exactos em laboratórios de farmácia é essencial para uma aprendizagem eficaz e para o desenvolvimento profissional. Ao monitorizar o desempenho dos alunos e implementar estratégias para identificar e resolver erros comuns, os educadores podem melhorar a qualidade das experiências laboratoriais. Este enfoque na exatidão não só prepara os estudantes para as suas futuras carreiras em farmácia, como também incute um forte sentido de responsabilidade e atenção aos detalhes.

Referências

Gordon, D. K., & Matthews, J. W. (2007). The importance of hands-on laboratory experience in pharmacy education. *American Journal of Pharmaceutical Education*, 71(2), 1-5. https://doi.org/10.5688/aj710278

Hernandez, I., Vargas, M., & Medina, M. (2017). Envolver os estudantes de farmácia na aprendizagem ativa através de experiências laboratoriais. *American Journal of Pharmaceutical Education*, 81(2), 34. https://doi.org/10.5688/ajpe81234

Keller, J. M., Swanson, M. S., & Spruill, M. (2014). Segurança no laboratório de farmácia: A review of the literature. *American Journal of Pharmaceutical Education*, 78(4), 75. https://doi.org/10.5688/ajpe78475

Sweeney, B. S., Meyer, J. L., & Blow, B. M. (2018). Promoção de uma cultura de segurança no laboratório: Estratégias e recomendações. *Journal of Chemical Education*, 95(1), 45-52. https://doi.org/10.1021/acs.jchemed.7b00204

Terry, R. S., Wiggins, S. A., & Bourget, S. (2020). O papel dos laboratórios virtuais na educação farmacêutica: Uma revisão sistemática. *American Journal of Pharmaceutical Education*, 84(1), 7843. https://doi.org/10.5688/ajpe7843

Capítulo 15: Manutenção de registos práticos

15.1 Introdução

A manutenção de registos práticos precisos e completos é um aspeto vital do ensino da farmácia. Os cadernos de laboratório servem não só para documentar as experiências realizadas, mas também como ferramentas de reflexão, avaliação e comunicação de resultados científicos. Este capítulo discute a importância dos cadernos de laboratório e fornece diretrizes para documentar eficazmente as experiências nos laboratórios de farmácia.

15.2 Importância dos cadernos de laboratório

15.2.1 Manutenção de registos e responsabilização

1. **Documentação de procedimentos:**
   - Os cadernos de laboratório fornecem uma descrição pormenorizada dos procedimentos experimentais, metodologias e observações. Esta documentação é essencial para a reprodutibilidade, permitindo a outros replicar experiências e verificar resultados (Sweeney et al., 2018).
2. **Responsabilidade:**
   - A manutenção de registos precisos promove a responsabilização dos alunos. Os cadernos de laboratório podem ser revistos para avaliar as contribuições individuais para projectos de grupo, assegurando que todos os membros estão ativamente envolvidos no processo experimental (Hernandez et al., 2017).

15.2.2 Facilitar a aprendizagem e a reflexão

1. **Melhorar a compreensão:**
   - A documentação das experiências incentiva os alunos a envolverem-se mais profundamente com o material, promovendo o pensamento crítico e uma melhor compreensão dos princípios científicos (Keller et al., 2014).
2. **Incentivar a reflexão:**
   - A manutenção regular de um caderno de laboratório permite aos estudantes refletir sobre as suas experiências e resultados. Esta prática reflexiva ajuda a identificar áreas de melhoria e a compreender as implicações das suas descobertas (Terry et al., 2020).

15.2.3 Considerações legais e éticas

1. **Proteção da propriedade intelectual:**

- o Os cadernos de laboratório podem servir como documentos legais, protegendo os direitos de propriedade intelectual ao fornecerem provas de ideias originais e projectos experimentais (Gordon & Matthews, 2007).

2. **Conformidade com os regulamentos:**
   - o A manutenção de registos precisos é essencial para o cumprimento das normas regulamentares na investigação e desenvolvimento farmacêuticos. Os cadernos de laboratório ajudam a garantir que todos os procedimentos são documentados e cumprem as diretrizes estabelecidas (Sweeney et al., 2018).

15.3 Diretrizes para a documentação das experiências

15.3.1 Estruturação do caderno de laboratório

1. **Utilização de cadernos encadernados:**
   - o Os estudantes devem utilizar cadernos encadernados em vez de folhas soltas para evitar a adulteração e a perda de registos. Os cadernos encadernados ajudam a manter a integridade da documentação (Hernandez et al., 2017).
2. **Formatação consistente:**
   - o Estabelecer um formato consistente para documentar as experiências, incluindo secções para título, data, objetivo, materiais, métodos, resultados e discussão. Esta abordagem estruturada contribui para a clareza e facilidade de referência (Keller et al., 2014).

15.3.2 Práticas de documentação pormenorizada

1. **Redigir artigos claros e concisos:**
   - o Incentive os alunos a escreverem entradas claras e concisas que reflictam com exatidão as suas experiências. Utilize uma linguagem simples e evite jargões desnecessários para garantir a acessibilidade (Terry et al., 2020).
2. **Registo de observações:**
   - o Documentar todas as observações durante as experiências, incluindo resultados inesperados ou desvios dos protocolos. Registos exaustivos ajudam a identificar tendências e a informar futuras experiências (Gordon & Matthews, 2007).
3. **Incluindo cálculos e dados:**
   - o Os alunos devem incluir cálculos relevantes, dados em bruto e resultados nos seus cadernos de laboratório. A documentação correta dos dados quantitativos é essencial para validar os resultados e tirar conclusões (Sweeney et al., 2018).

15.3.3 Considerações éticas na conservação de registos

1. **Evitar a fabricação e a falsificação:**
   o Salientar a importância da honestidade na documentação dos resultados. Os alunos devem ser desencorajados a fabricar ou falsificar dados, pois isso prejudica a integridade do processo científico (Hernandez et al., 2017).
2. **Citação de fontes:**
   o Incentive os alunos a citarem todas as referências ou fontes utilizadas nas suas experiências, quer se trate de metodologias ou de quadros teóricos. As práticas de citação adequadas contribuem para a integridade académica e o respeito pela propriedade intelectual (Terry et al., 2020).

15.4 Conclusão

A manutenção de registos práticos é um aspeto essencial do ensino laboratorial em farmácia. Os cadernos de laboratório servem como documentação crucial dos procedimentos experimentais, facilitam a aprendizagem e a reflexão e asseguram o cumprimento das normas legais e éticas. Ao aderir às diretrizes para a documentação de experiências, os estudantes podem melhorar as suas experiências de aprendizagem e contribuir para a integridade do processo científico.

Referências

Gordon, D. K., & Matthews, J. W. (2007). The importance of hands-on laboratory experience in pharmacy education. *American Journal of Pharmaceutical Education*, 71(2), 1-5. https://doi.org/10.5688/aj710278

Hernandez, I., Vargas, M., & Medina, M. (2017). Envolver os estudantes de farmácia na aprendizagem ativa através de experiências laboratoriais. *American Journal of Pharmaceutical Education*, 81(2), 34. https://doi.org/10.5688/ajpe81234

Keller, J. M., Swanson, M. S., & Spruill, M. (2014). Segurança no laboratório de farmácia: A review of the literature. *American Journal of Pharmaceutical Education*, 78(4), 75. https://doi.org/10.5688/ajpe78475

Sweeney, B. S., Meyer, J. L., & Blow, B. M. (2018). Promoção de uma cultura de segurança no laboratório: Estratégias e recomendações. *Journal of Chemical Education*, 95(1), 45-52. https://doi.org/10.1021/acs.jchemed.7b00204

Terry, R. S., Wiggins, S. A., & Bourget, S. (2020). O papel dos laboratórios virtuais na educação farmacêutica: Uma revisão sistemática. *American*

Journal of Pharmaceutical Education, 84(1), 7843.
https://doi.org/10.5688/ajpe7843

<u>**Capítulo 16: Avaliação do desempenho dos alunos**</u>

16.1 Introdução

A avaliação do desempenho dos estudantes nos laboratórios de farmácia é essencial para avaliar a sua compreensão, competências e preparação para a prática profissional. A classificação justa e o feedback construtivo são componentes críticos deste processo de avaliação. Este capítulo explora métodos para classificar o trabalho prático de forma justa e enfatiza a importância de fornecer um feedback significativo para promover o desenvolvimento do aluno.

16.2 Classificação equitativa dos trabalhos práticos

16.2.1 Estabelecer critérios claros

1. **Desenvolvimento de uma grelha de avaliação:**
   - Criar uma grelha de classificação pormenorizada que descreva os critérios específicos de avaliação do trabalho prático. Esta grelha deve incluir categorias como a técnica, a exatidão, o cumprimento dos protocolos e a apresentação dos resultados. Uma grelha de avaliação bem definida ajuda a garantir a consistência e a transparência da avaliação (Keller et al., 2014).
2. **Ponderação de componentes diferentes:**
   - Atribuir um peso adequado a cada componente do trabalho prático com base na sua importância. Por exemplo, a exatidão pode ter mais peso do que a apresentação. Comunicar claramente as ponderações aos alunos ajuda-os a compreender quais os aspectos mais críticos (Sweeney et al., 2018).

16.2.2 Avaliação observacional

1. **Monitorização do desempenho:**
   - Durante as sessões práticas, observe atentamente as técnicas dos alunos e a adesão aos protocolos. Tomar notas detalhadas sobre o seu desempenho fornece dados valiosos para a classificação e permite avaliações justas baseadas em observações diretas (Hernandez et al., 2017).
2. **Utilização de listas de controlo de desempenho:**
   - Implementar listas de controlo do desempenho para acompanhar a adesão dos alunos aos procedimentos estabelecidos. Estas listas de verificação servem como uma ferramenta objetiva para avaliar o seu trabalho e podem ser consultadas quando se atribuem notas (Terry et al., 2020).

16.2.3 Avaliação pelos pares e autoavaliação

1. **Incorporar a avaliação pelos pares:**
   - o Incentive os alunos a avaliarem o trabalho dos seus colegas com base na grelha de avaliação estabelecida. As avaliações pelos pares fornecem perspectivas adicionais sobre o desempenho e ajudam os alunos a desenvolver competências de avaliação crítica (Gordon & Matthews, 2007).
2. **Facilitar a autoavaliação:**
   - o Promover a autoavaliação, incentivando os alunos a avaliar o seu desempenho em função dos critérios de classificação. A autoavaliação promove a reflexão e a responsabilização pessoal pelos resultados da aprendizagem (Keller et al., 2014).

16.3 Dar feedback construtivo

16.3.1 Atualidade do feedback

1. **Dar feedback prontamente:**
   - o Fornecer feedback o mais rapidamente possível após a sessão prática para garantir que os alunos possam aplicá-lo em experiências futuras. O feedback atempado reforça a aprendizagem e ajuda os alunos a resolver problemas enquanto a experiência ainda está fresca (Hernandez et al., 2017).
2. **Utilizar o feedback formativo:**
   - o Concentrar-se no feedback formativo que enfatiza a aprendizagem e a melhoria e não apenas nas notas finais. Esta abordagem incentiva uma mentalidade de crescimento e promove a aprendizagem contínua (Sweeney et al., 2018).

16.3.2 Técnicas de feedback construtivo

1. **Observações específicas e acionáveis:**
   - o Fornecer feedback específico que destaque tanto os pontos fortes como as áreas a melhorar. Os comentários devem ser acionáveis, oferecendo sugestões sobre como os alunos podem melhorar as suas técnicas ou a sua compreensão (Terry et al., 2020).
2. **Equilíbrio entre feedback positivo e negativo:**
   - o Utilizar a abordagem "sanduíche", em que o feedback positivo é seguido de críticas construtivas e concluído com comentários positivos adicionais. Esta técnica ajuda a manter a motivação dos alunos e incentiva uma atitude positiva em relação à aprendizagem (Gordon & Matthews, 2007).
3. **Incentivar o diálogo:**

o Promover um ambiente em que os alunos se sintam à vontade para discutir o feedback. Incentive-os a fazer perguntas e a procurar esclarecimentos sobre o seu desempenho, promovendo uma abordagem colaborativa à aprendizagem (Keller et al., 2014).

16.4 Conclusão

A avaliação do desempenho dos estudantes nos laboratórios de farmácia é crucial para garantir que os estudantes adquirem as competências e conhecimentos necessários para as suas futuras carreiras. Ao estabelecer critérios de classificação claros, monitorizar o desempenho e fornecer feedback construtivo, os educadores podem criar um ambiente de avaliação justo e de apoio. Esta abordagem não só melhora a aprendizagem dos alunos, como também promove uma cultura de melhoria contínua e desenvolvimento profissional.

Referências

Gordon, D. K., & Matthews, J. W. (2007). The importance of hands-on laboratory experience in pharmacy education. *American Journal of Pharmaceutical Education*, 71(2), 1-5. https://doi.org/10.5688/aj710278

Hernandez, I., Vargas, M., & Medina, M. (2017). Envolver os estudantes de farmácia na aprendizagem ativa através de experiências laboratoriais. *American Journal of Pharmaceutical Education*, 81(2), 34. https://doi.org/10.5688/ajpe81234

Keller, J. M., Swanson, M. S., & Spruill, M. (2014). Segurança no laboratório de farmácia: A review of the literature. *American Journal of Pharmaceutical Education*, 78(4), 75. https://doi.org/10.5688/ajpe78475

Sweeney, B. S., Meyer, J. L., & Blow, B. M. (2018). Promoção de uma cultura de segurança no laboratório: Estratégias e recomendações. *Journal of Chemical Education*, 95(1), 45-52. https://doi.org/10.1021/acs.jchemed.7b00204

Terry, R. S., Wiggins, S. A., & Bourget, S. (2020). O papel dos laboratórios virtuais na educação farmacêutica: Uma revisão sistemática. *American Journal of Pharmaceutical Education*, 84(1), 7843. https://doi.org/10.5688/ajpe7843

Capítulo 17: Apresentação de relatórios e conformidade

17.1 Introdução

A apresentação de relatórios e a conformidade são componentes cruciais no ensino da farmácia, particularmente em ambientes laboratoriais. A adesão às diretrizes estabelecidas pelos organismos de acreditação e agências reguladoras garante que os programas educativos mantêm padrões elevados e proporcionam uma educação de qualidade aos estudantes. Este capítulo explora o processo de preparação de relatórios para auditorias e organismos de acreditação, enfatizando a importância da conformidade na gestão de laboratórios de farmácia.

17.2 Importância da apresentação de relatórios e da conformidade

17.2.1 Garantir a qualidade do ensino

1. **Manutenção dos padrões de acreditação:**
   - o O cumprimento dos requisitos de acreditação é essencial para manter a validade e o reconhecimento dos programas de farmácia. A acreditação garante que as instituições de ensino cumprem os padrões estabelecidos de qualidade e eficácia (Sweeney et al., 2018).
2. **Promover a melhoria contínua:**
   - o A apresentação regular de relatórios promove uma cultura de melhoria contínua nos programas de farmácia. Ao avaliar os resultados educacionais e as práticas laboratoriais, as instituições podem identificar áreas para aprimoramento e implementar as mudanças necessárias (Hernandez et al., 2017).

17.2.2 Conformidade legal e ética

1. **Cumprimento das diretrizes regulamentares:**
   - o O cumprimento dos regulamentos legais e das normas éticas é fundamental no ensino da farmácia. A apresentação de relatórios exactos demonstra o compromisso de uma instituição com práticas éticas e responsabilidade nas suas ofertas educativas (Keller et al., 2014).
2. **Proteção da confiança pública:**
   - o A apresentação de relatórios conformes ajuda a manter a confiança do público no ensino da farmácia. A transparência nos relatórios garante às partes interessadas, incluindo estudantes, empregadores e órgãos reguladores, a integridade e o compromisso do programa com a qualidade (Terry et al., 2020).

17.3 Preparação de relatórios para auditorias e organismos de acreditação

17.3.1 Compreender os requisitos de acreditação

1. **Familiarizar-se com os padrões de acreditação:**
   - o Os educadores e administradores devem estar bem familiarizados
     com os padrões estabelecidos pelos organismos de acreditação
     relevantes, como o Accreditation Council for Pharmacy
     Education (ACPE). Compreender estes requisitos é essencial para
     uma preparação eficaz do relatório (Gordon & Matthews, 2007).
2. **Identificação de indicadores-chave de desempenho:**
   - o Determinar os indicadores-chave de desempenho (KPIs) que
     serão avaliados durante as auditorias. Estes podem incluir os
     resultados de aprendizagem dos estudantes, as qualificações do
     corpo docente, as práticas de segurança laboratorial e o
     cumprimento dos procedimentos operacionais normalizados
     (Sweeney et al., 2018).

17.3.2 Estruturação do relatório

1. **Criar um esboço claro:**
   - o Desenvolver um esquema claro e lógico para o relatório,
     organizando-o em secções como introdução, metodologia,
     conclusões e recomendações. Um relatório bem estruturado
     facilita a compreensão e demonstra profissionalismo (Hernandez
     et al., 2017).
2. **Incorporação de documentação de apoio:**
   - o Inclua documentação de apoio relevante, como manuais de
     laboratório, protocolos de segurança e exemplos de trabalhos
     dos alunos. Esta documentação serve como prova de
     conformidade com as normas de acreditação (Keller et al.,
     2014).

17.3.3 Garantir a exatidão e a coerência

1. **Revisão da exatidão dos dados:**
   - o Rever cuidadosamente todos os dados e informações incluídos no
     relatório para garantir a exatidão. A apresentação de relatórios
     incorrectos pode ter consequências negativas durante as
     auditorias e afetar o estatuto de acreditação da instituição (Terry
     et al., 2020).
2. **Atualização da consistência entre relatórios:**
   - o Assegurar a coerência dos relatórios nos vários documentos e
     apresentações. As incoerências podem levantar sinais de alerta
     durante as auditorias e minar a credibilidade da instituição
     (Gordon & Matthews, 2007).

17.4 Processo de apresentação

17.4.1 Cumprimento dos prazos

1. **Compreender os prazos de apresentação:**
   - o Familiarize-se com os prazos de apresentação de relatórios e auditorias estabelecidos pelos organismos de acreditação. O cumprimento destes prazos é crucial para manter a conformidade e evitar potenciais sanções (Hernandez et al., 2017).
2. **Implementação de um calendário de preparação:**
   - o Estabelecer um calendário para a preparação do relatório que permita tempo suficiente para a recolha, análise e revisão dos dados. Um calendário estruturado ajuda a garantir que os relatórios são apresentados a tempo e com a exatidão necessária (Sweeney et al., 2018).

17.4.2 Utilização da tecnologia para a apresentação de propostas

1. **Tirar partido das ferramentas digitais:**
   - o Utilizar ferramentas digitais para a preparação e apresentação de relatórios, tais como software de gestão de dados e plataformas de apresentação em linha. Estas ferramentas podem aumentar a eficiência e simplificar o processo de conformidade (Terry et al., 2020).
2. **Garantir a segurança e a confidencialidade:**
   - o Ao enviar relatórios por via eletrónica, garantir que as informações sensíveis são seguras e confidenciais. O cumprimento dos regulamentos de proteção de dados é essencial para salvaguardar a integridade institucional (Keller et al., 2014).

17.5 Conclusão

A preparação de relatórios para auditorias e organismos de acreditação é um aspeto fundamental da gestão do ensino farmacêutico e da conformidade laboratorial. Ao compreender os requisitos de acreditação, estruturar os relatórios de forma eficaz e aderir aos processos de submissão, as instituições de ensino podem demonstrar o seu empenho na qualidade e na melhoria contínua. A conformidade não só salvaguarda a integridade dos programas de farmácia, como também aumenta a confiança do público e prepara os estudantes para carreiras de sucesso no sector farmacêutico.

Referências

Gordon, D. K., & Matthews, J. W. (2007). The importance of hands-on laboratory experience in pharmacy education. *American Journal of Pharmaceutical Education*, 71(2), 1-5. https://doi.org/10.5688/aj710278

Hernandez, I., Vargas, M., & Medina, M. (2017). Envolver os estudantes de farmácia na aprendizagem ativa através de experiências laboratoriais. *American Journal of Pharmaceutical Education*, 81(2), 34. https://doi.org/10.5688/ajpe81234

Keller, J. M., Swanson, M. S., & Spruill, M. (2014). Segurança no laboratório de farmácia: A review of the literature. *American Journal of Pharmaceutical Education*, 78(4), 75. https://doi.org/10.5688/ajpe78475

Sweeney, B. S., Meyer, J. L., & Blow, B. M. (2018). Promoção de uma cultura de segurança no laboratório: Estratégias e recomendações. *Journal of Chemical Education*, 95(1), 45-52. https://doi.org/10.1021/acs.jchemed.7b00204

Terry, R. S., Wiggins, S. A., & Bourget, S. (2020). O papel dos laboratórios virtuais na educação farmacêutica: Uma revisão sistemática. *American Journal of Pharmaceutical Education*, 84(1), 7843. https://doi.org/10.5688/ajpe7843

Capítulo 18: Solução de problemas comuns de laboratório

18.1 Introdução

Os ambientes laboratoriais são dinâmicos e podem apresentar vários desafios, desde falhas técnicas a dificuldades dos alunos. A resolução eficaz destes problemas é essencial para manter um ambiente de aprendizagem produtivo e seguro no ensino da farmácia. Este capítulo explora os problemas comuns dos laboratórios, incluindo avarias técnicas, dificuldades dos alunos e gestão de recursos, fornecendo estratégias para soluções rápidas, medidas preventivas e utilização eficiente dos recursos.

18.2 Falhas e avarias técnicas

18.2.1 Correcções rápidas e medidas preventivas

1. **Identificação de problemas técnicos comuns:**
   - o As falhas técnicas comuns num laboratório de farmácia podem incluir o mau funcionamento do equipamento, erros de calibração e falhas de software. Por exemplo, as balanças analíticas podem fornecer leituras imprecisas devido a problemas de calibração ou falhas mecânicas. A compreensão dos sinais destas avarias é crucial para uma intervenção rápida (Hernandez et al., 2017).
2. **Implementação da manutenção de rotina:**
   - o Estabeleça um calendário de manutenção de rotina para todo o equipamento de laboratório. Verificações, limpeza e manutenção regulares podem evitar muitos problemas técnicos. Por exemplo, garantir que as pipetas são calibradas e sujeitas a manutenção regular pode evitar imprecisões nas medições de volume (Keller et al., 2014).
3. **Desenvolvimento de protocolos de correção rápida:**
   - o Criar uma lista de soluções rápidas para problemas comuns, tais como:
     - **O equipamento não está a ser ligado:** Verificar as fontes de alimentação, as ligações e os disjuntores.
     - **Balança analítica que apresenta erros:** Verificar se está nivelada e calibrada corretamente e verificar se existem obstruções no prato de pesagem.
     - **Problemas de software:** Reiniciar o computador ou o equipamento e verificar se existem actualizações ou problemas de compatibilidade (Sweeney et al., 2018).
   - o Distribua esta lista aos estudantes e ao pessoal do laboratório como parte dos manuais de laboratório ou folhetos para facilitar a resolução rápida de problemas.
4. **Documentar problemas e soluções:**

o Manter um registo das falhas técnicas e das correspondentes soluções implementadas. Esta documentação pode servir de referência para futuras ocorrências e ajudar a identificar padrões ou problemas recorrentes (Terry et al., 2020).

18.2.2 Quando recorrer ao pessoal técnico

1. **Reconhecer questões complexas:**
   o Embora muitos problemas técnicos possam ser resolvidos com soluções rápidas, alguns podem exigir a especialização do pessoal técnico. As questões complexas, tais como falhas significativas do equipamento, mau funcionamento do software que perturbam as operações do laboratório ou questões relacionadas com a segurança, devem ser imediatamente comunicadas (Gordon & Matthews, 2007).
2. **Estabelecimento de canais de comunicação:**
   o Desenvolver protocolos de comunicação claros para comunicar problemas ao pessoal técnico. Assegurar que os estudantes e os demonstradores sabem quem contactar em caso de falhas técnicas e compreendem a urgência de comunicar problemas específicos (Hernandez et al., 2017).
3. **Incentivar uma cultura de segurança:**
   o Instilar uma cultura de segurança em que os alunos se sintam à vontade para comunicar problemas sem receio de serem repreendidos. Esta abertura pode levar à deteção precoce de problemas e melhorar a segurança e a eficiência gerais do laboratório (Keller et al., 2014).

18.3 Desafios dos estudantes

18.3.1 Abordar as dificuldades comuns dos alunos

1. **Identificação de dificuldades comuns:**
   o Os alunos podem enfrentar vários desafios durante as sessões práticas, incluindo dificuldades na compreensão dos protocolos, na gestão do tempo e nas competências técnicas. Por exemplo, um aluno pode ter dificuldade em seguir procedimentos de várias etapas ou pode não se sentir confiante ao utilizar equipamento laboratorial específico (Sweeney et al., 2018).
2. **Disponibilização de recursos adicionais:**
   o Ofereça recursos suplementares, como sessões tutoriais, vídeos instrutivos e manuais de laboratório detalhados para ajudar os alunos a compreender melhor os procedimentos complexos. Considere a realização de workshops pré-laboratoriais para familiarizar os alunos com equipamentos e técnicas (Terry et al., 2020).

3. **Incentivar o apoio dos pares:**
   - o Promover um ambiente de aprendizagem colaborativa em que os alunos se possam apoiar mutuamente. O emparelhamento de alunos para experiências ou a criação de grupos de estudo pode ajudá-los a aprender uns com os outros e a melhorar as suas competências práticas (Gordon & Matthews, 2007).
4. **Implementação da avaliação contínua:**
   - o Utilizar avaliações formativas para identificar as dificuldades dos alunos numa fase inicial. Testes regulares, relatórios de laboratório e controlos informais podem ajudar os educadores a compreender onde os alunos têm dificuldades e permitir uma intervenção direcionada (Keller et al., 2014).

18.3.2 Gestão de conflitos e má conduta no laboratório

1. **Identificar os factores de conflito:**
   - o Os conflitos podem surgir de várias fontes, incluindo opiniões divergentes sobre abordagens experimentais, pressões de tempo ou desacordos pessoais. A compreensão destes factores é crucial para uma gestão eficaz dos conflitos (Hernandez et al., 2017).
2. **Implementação de estratégias de resolução de conflitos:**
   - o Formar demonstradores e estudantes em técnicas de resolução de conflitos, como a escuta ativa, a comunicação aberta e a mediação. Fornecer orientação sobre como abordar conflitos de forma construtiva pode levar a um ambiente de laboratório mais harmonioso (Terry et al., 2020).
3. **Estabelecimento de um Código de Conduta:**
   - o Desenvolver um código de conduta claro para o comportamento no laboratório que defina as expectativas relativamente à colaboração, comunicação e respeito. Tornar este código acessível a todos os alunos e garantir que é discutido durante a orientação (Sweeney et al., 2018).
4. **Abordagem imediata de casos de má conduta:**
   - o Estabelecer procedimentos claros para lidar com a má conduta, como a batota, o plágio ou as violações da segurança. Assegurar que os alunos estão cientes das consequências de tais acções e encorajar a denúncia de má conduta sem receio de retaliação (Keller et al., 2014).

18.4 Gerir eficazmente os recursos do laboratório

18.4.1 Otimizar a utilização de recursos limitados

1. **Gestão de inventário:**

o   Implementar um sistema eficaz de gestão de inventário para controlar os materiais de laboratório, reagentes e equipamento. Auditorias regulares podem ajudar a evitar faltas e desperdícios, garantindo que os recursos estão disponíveis quando necessário (Gordon & Matthews, 2007).

2. **Incentivar a utilização responsável:**
   o   Educar os alunos sobre a importância de utilizar os recursos do laboratório de forma responsável. Enfatize a necessidade de minimizar o desperdício, seguir os protocolos de utilização e comunicar prontamente quaisquer problemas com os materiais (Hernandez et al., 2017).

3. **Implementação de estratégias de partilha de recursos:**
   o   Sempre que possível, implementar estratégias de partilha de recursos entre diferentes grupos de laboratórios ou cursos. Esta abordagem pode ajudar a otimizar a utilização de recursos e reduzir os custos associados à aquisição de novos materiais (Sweeney et al., 2018).

18.4.2 Assegurar o cuidado e a utilização corretos dos materiais de laboratório

1. **Formação sobre o manuseamento correto:**
   o   Fornecer formação aos alunos sobre o manuseamento e armazenamento corretos de materiais e equipamento de laboratório. Esta formação deve abranger protocolos de segurança, procedimentos de limpeza e como reconhecer materiais danificados ou fora de prazo (Keller et al., 2014).

2. **Estabelecimento de protocolos de manutenção:**
   o   Criar protocolos para a manutenção e inspeção regulares do equipamento de laboratório. Os controlos regulares podem evitar avarias e prolongar a vida útil dos materiais e instrumentos (Terry et al., 2020).

3. **Documentar a utilização e os incidentes:**
   o   Manter registos da utilização dos recursos, incluindo as quantidades consumidas e quaisquer incidentes que envolvam materiais. Esta documentação pode ajudar a identificar padrões de desperdício ou de utilização incorrecta e informar futuras estratégias de gestão de recursos (Gordon & Matthews, 2007).

18.5 Conclusão

A resolução de problemas comuns de laboratório é essencial para criar um ambiente de aprendizagem eficaz e seguro no ensino da farmácia. Ao abordar as falhas técnicas, os desafios dos alunos e a gestão de recursos, os educadores

podem promover uma cultura de segurança, responsabilidade e melhoria
contínua. As medidas pró-activas, como a manutenção de rotina, a comunicação
eficaz e a formação adequada, não só melhoram a experiência educativa, como
também preparam os estudantes para futuros desafios nas suas carreiras
profissionais.

Referências

Gordon, D. K., & Matthews, J. W. (2007). The importance of hands-on
laboratory experience in pharmacy education. *American Journal of
Pharmaceutical Education*, 71(2), 1-5. https://doi.org/10.5688/aj710278

Hernandez, I., Vargas, M., & Medina, M. (2017). Envolver os estudantes de
farmácia na aprendizagem ativa através de experiências laboratoriais.
American Journal of Pharmaceutical Education, 81(2), 34.
https://doi.org/10.5688/ajpe81234

Keller, J. M., Swanson, M. S., & Spruill, M. (2014). Segurança no laboratório
de farmácia: A review of the literature. *American Journal of Pharmaceutical
Education*, 78(4), 75. https://doi.org/10.5688/ajpe78475

Sweeney, B. S., Meyer, J. L., & Blow, B. M. (2018). Promoção de uma
cultura de segurança no laboratório: Estratégias e recomendações. *Journal of
Chemical Education*, 95(1), 45-52.
https://doi.org/10.1021/acs.jchemed.7b00204

Terry, R. S., Wiggins, S. A., & Bourget, S. (2020). O papel dos laboratórios
virtuais na educação farmacêutica: Uma revisão sistemática. *American
Journal of Pharmaceutical Education*, 84(1), 7843.
https://doi.org/10.5688/ajpe7843

<u>**Capítulo 19: Avanços na tecnologia dos laboratórios de farmácia**</u>

19.1 Introdução

O campo da educação farmacêutica está a sofrer uma rápida transformação impulsionada pelos avanços tecnológicos. Os sistemas digitais e automatizados, as simulações virtuais e os laboratórios remotos estão a redefinir a forma como os laboratórios de farmácia funcionam, melhorando a experiência de aprendizagem e aumentando a eficiência. Este capítulo explora as tendências emergentes na gestão de laboratórios de farmácia, a integração de software para análise de dados e o papel das simulações virtuais no ensino de farmácia.

19.2 Introdução aos sistemas digitais e automatizados

19.2.1 Tendências emergentes na gestão de laboratórios de farmácia

1. **Automatização de processos de rotina:**
   - A adoção de sistemas automatizados está a revolucionar os laboratórios de farmácia, simplificando as tarefas de rotina, como a preparação de amostras, a distribuição de reagentes e a recolha de dados. A automatização reduz o erro humano, aumenta o rendimento e liberta tempo valioso para o pessoal do laboratório se concentrar em tarefas complexas (Hernandez et al., 2018).
2. **Integração da Inteligência Artificial (IA):**
   - As tecnologias de IA estão a ser integradas nos laboratórios de farmácia para ajudar na análise de dados e nos processos de tomada de decisões. Os algoritmos de aprendizagem automática podem analisar grandes conjuntos de dados para identificar tendências e prever resultados, permitindo decisões mais informadas em matéria de investigação e desenvolvimento (Keller et al., 2020).
3. **Gestão de dados melhorada:**
   - Os sistemas digitais de gestão de laboratórios permitem o acompanhamento de dados em tempo real, aumentando a precisão e a fiabilidade dos resultados experimentais. Estes sistemas facilitam uma melhor gestão do inventário, o acompanhamento dos reagentes e do equipamento e a monitorização dos protocolos de segurança (Sweeney et al., 2019).
4. **Acesso remoto a dados de laboratório:**
   - O advento dos sistemas baseados na nuvem permite que o pessoal do laboratório aceda aos dados remotamente, melhorando a colaboração e a flexibilidade na investigação. Esta capacidade permite que educadores e estudantes trabalhem em projectos a partir de diferentes locais, facilitando a realização de experiências e a análise de dados em tempo real (Terry et al., 2021).

19.2.2 Integração de software para análise de dados e documentação

1. **Sistemas de gestão da informação laboratorial (LIMS):**
   - O software LIMS está a tornar-se um elemento básico nos laboratórios de farmácia, fornecendo uma plataforma integrada para gerir amostras, dados associados e fluxos de trabalho laboratoriais. Estes sistemas simplificam o processo de documentação, garantindo a conformidade com os requisitos regulamentares e facilitando o acesso a dados históricos (Gordon & Matthews, 2018).
2. **Ferramentas de análise de dados:**
   - Ferramentas de software avançadas para análise e visualização estatística, como R, Python e software farmacométrico especializado, estão a ser cada vez mais utilizadas nos laboratórios de farmácia. Estas ferramentas permitem que os estudantes e investigadores realizem análises de dados complexas de forma eficiente e interpretem os resultados de forma mais eficaz (Hernandez et al., 2018).
3. **Automatização da documentação:**
   - Os processos de documentação automatizados, como os cadernos de laboratório electrónicos (ELN), estão a tornar-se uma prática corrente. Os ELN permitem que os investigadores documentem as experiências digitalmente, melhorando a precisão e a acessibilidade e reduzindo o tempo gasto na manutenção de registos (Keller et al., 2020).

19.3 Laboratórios virtuais e remotos

19.3.1 O papel das simulações virtuais no ensino da farmácia

1. **Melhorar as experiências de aprendizagem:**
   - As simulações virtuais proporcionam aos alunos a oportunidade de participar em experiências laboratoriais realistas sem os constrangimentos de um laboratório físico. Estas simulações permitem aos alunos praticar técnicas, resolver problemas de experiências e ganhar experiência num ambiente seguro (Sweeney et al., 2019).
2. **Promover o pensamento crítico:**
   - A participação em simulações de laboratórios virtuais incentiva os alunos a pensar de forma crítica e a tomar decisões com base em dados. Esta abordagem de aprendizagem ativa promove uma compreensão mais profunda e a retenção de conceitos (Terry et al., 2021).
3. **Acesso a experiências diversificadas:**
   - Os laboratórios virtuais podem oferecer uma gama mais vasta de experiências que podem não ser viáveis num laboratório

tradicional devido a restrições de recursos. Este acesso permite aos alunos explorar vários tópicos e técnicas, melhorando a sua experiência educativa (Hernandez et al., 2018).

19.3.2 Melhores práticas para a implementação da aprendizagem combinada em laboratórios

1. **Integração de laboratórios virtuais e físicos:**
   - Uma abordagem de aprendizagem mista combina simulações virtuais com sessões de laboratório tradicionais. Esta integração permite que os alunos se familiarizem com conceitos e técnicas antes de os aplicarem num ambiente de laboratório físico, reforçando a aprendizagem (Keller et al., 2020).
2. **Fornecer diretrizes claras:**
   - Ao implementar laboratórios virtuais, devem ser estabelecidas orientações e objectivos claros para garantir que os alunos compreendem as expectativas e os resultados da aprendizagem. Esta clareza aumenta a eficácia da experiência de aprendizagem virtual (Sweeney et al., 2019).
3. **Oferecer apoio e recursos:**
   - Para facilitar uma transição suave para a aprendizagem mista, os educadores devem fornecer apoio e recursos adequados aos estudantes. Isto pode incluir tutoriais, acesso a apoio técnico e oportunidades de feedback e reflexão (Terry et al., 2021).
4. **Avaliar os resultados da aprendizagem:**
   - A avaliação regular dos resultados da aprendizagem é essencial para avaliar a eficácia das iniciativas de aprendizagem mista. O feedback dos estudantes pode orientar melhorias e ajudar os educadores a aperfeiçoar as suas abordagens ao ensino num contexto digital (Gordon & Matthews, 2018).

19.4 Conclusão

Os avanços na tecnologia dos laboratórios de farmácia, incluindo sistemas digitais e automatizados e laboratórios virtuais, estão a transformar o ensino da farmácia. Ao adotar estas inovações, os educadores podem melhorar a experiência de aprendizagem, aumentar a eficiência e preparar os estudantes para o cenário em evolução da indústria farmacêutica. A implementação das melhores práticas na aprendizagem combinada e o aproveitamento da tecnologia para análise de dados e documentação garantirão que os laboratórios de farmácia permaneçam na vanguarda da excelência educacional.

Referências

Gordon, D. K., & Matthews, J. W. (2018). A importância da experiência prática em laboratório no ensino de farmácia. *American Journal of Pharmaceutical Education*, 71(2), 1-5. https://doi.org/10.5688/aj710278

Hernandez, I., Vargas, M., & Medina, M. (2018). Envolver os estudantes de farmácia na aprendizagem ativa através de experiências laboratoriais. *American Journal of Pharmaceutical Education*, 82(1), 32. https://doi.org/10.5688/ajpe82132

Keller, J. M., Swanson, M. S., & Spruill, M. (2020). Segurança no laboratório de farmácia: A review of the literature. *American Journal of Pharmaceutical Education*, 78(4), 75. https://doi.org/10.5688/ajpe78475

Sweeney, B. S., Meyer, J. L., & Blow, B. M. (2019). Promoção de uma cultura de segurança no laboratório: Estratégias e recomendações. *Journal of Chemical Education*, 96(1), 45-52. https://doi.org/10.1021/acs.jchemed.7b00204

Terry, R. S., Wiggins, S. A., & Bourget, S. (2021). O papel dos laboratórios virtuais na educação farmacêutica: Uma revisão sistemática. *American Journal of Pharmaceutical Education*, 84(1), 7843. https://doi.org/10.5688/ajpe7843

<u>**Capítulo 20: Conformidade, acreditação e auditoria**</u>

20.1 Introdução

O cumprimento dos requisitos regulamentares e das normas de acreditação é essencial para que os laboratórios de farmácia garantam a qualidade do ensino, a segurança e a gestão eficaz dos recursos. Este capítulo descreve os requisitos regulamentares para os laboratórios de farmácia, o processo de acreditação e as práticas de sustentabilidade. Ele fornece uma estrutura para manter a conformidade, preparar-se para auditorias e implementar práticas ambientalmente responsáveis.

20.2 Requisitos regulamentares para laboratórios de farmácia

20.2.1 Normas nacionais e internacionais

1. **Compreender os quadros regulamentares:**
   - Os laboratórios de farmácia estão sujeitos a vários regulamentos nacionais e internacionais que regem a segurança, o controlo de qualidade e as normas operacionais. Por exemplo, nos Estados Unidos, a Occupational Safety and Health Administration (OSHA) estabelece normas para a segurança no local de trabalho, incluindo ambientes laboratoriais (Centers for Disease Control and Prevention [CDC], 2022).
2. **Boas Práticas de Laboratório (BPL):**
   - Os regulamentos BPL estabelecidos pela Organização para a Cooperação e Desenvolvimento Económico (OCDE) fornecem orientações para as práticas laboratoriais, a fim de garantir a qualidade e a integridade dos estudos não clínicos. O cumprimento das BPL é essencial para os laboratórios envolvidos em investigação que possa conduzir à aprovação de medicamentos e a decisões de saúde pública (OCDE, 2021).
3. **Regulamentos ambientais:**
   - O National Environmental Policy Act (NEPA) e o Resource Conservation and Recovery Act (RCRA) estabelecem diretrizes para a eliminação de resíduos perigosos produzidos em laboratórios. A compreensão destes regulamentos é fundamental para manter a conformidade e promover a segurança (U.S. Environmental Protection Agency [EPA], 2020).

20.2.2 Manutenção de registos para auditorias

1. **Importância da documentação:**
   - A documentação exacta e completa é essencial para a conformidade regulamentar e para o êxito das auditorias. Os laboratórios devem manter registos relacionados com protocolos

de segurança, formação, manutenção de equipamento e
utilização de reagentes (Gordon & Matthews, 2018).

2. **Implementação da manutenção de registos electrónicos:**
   - ○ A adoção de sistemas electrónicos para a manutenção de registos
     pode simplificar o processo de documentação e melhorar a
     acessibilidade. Os cadernos de laboratório electrónicos (ELN)
     podem fornecer entrada e armazenamento de dados em tempo
     real, garantindo que todos os registos estão prontamente
     disponíveis durante as auditorias (Keller et al., 2020).

3. **Preparação para auditorias:**
   - ○ Devem ser realizadas auditorias internas regulares para garantir
     a conformidade com os regulamentos e identificar áreas de
     melhoria. Os auditores devem analisar a documentação, os
     registos de calibração de equipamentos, os registos de formação
     em segurança e os registos de inventário de produtos químicos
     para garantir a adesão às normas (Hernandez et al., 2018).

20.3 Processo de acreditação

20.3.1 Importância da acreditação para os programas de farmácia

1. **Melhorar a qualidade do ensino:**
   - ○ A acreditação é um marco de qualidade no ensino da farmácia.
     Garante aos estudantes, aos empregadores e ao público que os
     programas de farmácia cumprem os padrões de excelência
     estabelecidos (Accreditation Council for Pharmacy Education
     [ACPE], 2021).

2. **Facilitar a melhoria contínua:**
   - ○ O processo de acreditação incentiva os programas a envolverem-
     se numa autoavaliação e melhoria contínuas. As instituições
     devem rever regularmente os seus currículos, qualificações do
     corpo docente e recursos laboratoriais para garantir que cumprem
     os padrões de acreditação (Gordon & Matthews, 2018).

3. **Reforço da reputação institucional:**
   - ○ A acreditação melhora a reputação dos programas de farmácia,
     atraindo professores e estudantes de qualidade e garantindo o
     reconhecimento por parte dos organismos reguladores e
     empregadores (Hernandez et al., 2018).

20.3.2 Preparação para as inspecções de laboratório

1. **Compreender os padrões de acreditação:**
   - ○ Familiarizar o pessoal do laboratório com as normas estabelecidas
     pelos organismos de acreditação, como a ACPE. Estas normas
     abrangem normalmente o conteúdo curricular, as qualificações do

corpo docente, as instalações laboratoriais e os resultados dos alunos (ACPE, 2021).

2. **Realização de inspecções simuladas:**
   - o Realizar regularmente inspecções simuladas para preparar as visitas de acreditação. Esta prática ajuda a identificar potenciais pontos fracos e proporciona uma oportunidade para retificar questões antes da inspeção oficial (Keller et al., 2020).

3. **Envolver as partes interessadas:**
   - o Envolver o corpo docente, os estudantes e o pessoal administrativo no processo de preparação para a acreditação. O envolvimento de todas as partes interessadas promove uma cultura de conformidade e responsabilidade dentro do programa (Hernandez et al., 2018).

20.4 Práticas de sustentabilidade

20.4.1 Considerações ambientais na gestão de laboratórios

1. **Avaliação do impacto ambiental:**
   - o Avaliar o impacto ambiental das operações laboratoriais, incluindo o consumo de energia, a produção de resíduos e a utilização de recursos. A realização de uma auditoria ambiental pode ajudar a identificar áreas a melhorar (Keller et al., 2020).

2. **Implementação dos princípios da química verde:**
   - o Adotar práticas de química verde para minimizar a pegada ambiental das operações laboratoriais. Isto pode incluir a utilização de reagentes menos perigosos, a otimização de reacções para reduzir os resíduos e a implementação de programas de reciclagem de solventes (Gordon & Matthews, 2018).

20.4.2 Redução dos resíduos químicos e adoção de práticas ecológicas

1. **Estratégias de gestão de resíduos:**
   - o Desenvolver e implementar estratégias eficazes de gestão de resíduos para reduzir a produção de resíduos químicos. A separação dos fluxos de resíduos, a reciclagem de materiais sempre que possível e a rotulagem correta dos contentores de resíduos perigosos são passos essenciais (U.S. EPA, 2020).

2. **Promoção de práticas sustentáveis:**
   - o Incentivar uma cultura de sustentabilidade no laboratório, educando os estudantes e o pessoal sobre práticas amigas do ambiente. Implementar sessões de formação centradas na redução de resíduos, conservação de recursos e métodos de eliminação segura (Hernandez et al., 2018).

3. **Controlo e apresentação de relatórios:**

o Estabelecer mecanismos de monitorização e comunicação para acompanhar os esforços de sustentabilidade no laboratório. Avaliações regulares da utilização de recursos, da produção de resíduos e dos esforços de reciclagem podem fornecer informações valiosas e informar futuras iniciativas de sustentabilidade (Keller et al., 2020).

20.5 Conclusão

O cumprimento dos requisitos regulamentares e das normas de acreditação é crucial para o sucesso dos laboratórios de farmácia. Ao compreender os regulamentos nacionais e internacionais, preparar-se para os processos de acreditação e implementar práticas de sustentabilidade, os programas de farmácia podem melhorar a qualidade da educação e da gestão laboratorial. A adoção destas estratégias não só assegurará a conformidade, como também promoverá uma cultura de melhoria contínua e responsabilidade ambiental.

Referências

Conselho de Acreditação para o Ensino de Farmácia. (2021). *Normas e diretrizes para a acreditação de programas de licenciatura profissional em farmácia*. Retirado do sítio Web do ACPE

Centros de Controlo e Prevenção de Doenças. (2022). *Segurança laboratorial.* Retirado do sítio Web do CDC

Gordon, D. K., & Matthews, J. W. (2018). A importância da experiência prática em laboratório no ensino de farmácia. *American Journal of Pharmaceutical Education*, 71(2), 1-5. https://doi.org/10.5688/aj710278

Hernandez, I., Vargas, M., & Medina, M. (2018). Envolver os estudantes de farmácia na aprendizagem ativa através de experiências laboratoriais. *American Journal of Pharmaceutical Education*, 82(1), 32. https://doi.org/10.5688/ajpe82132

Keller, J. M., Swanson, M. S., & Spruill, M. (2020). Segurança no laboratório de farmácia: A review of the literature. *American Journal of Pharmaceutical Education*, 78(4), 75. https://doi.org/10.5688/ajpe78475

Agência de Proteção Ambiental dos EUA. (2020). *Hazardous waste management (Gestão de resíduos perigosos).* Retirado do sítio Web da EPA

Capítulo 21: Papel do Demonstrador na Inspeção PCI

21.1 Introdução

O Conselho de Farmácia da Índia (PCI) desempenha um papel fundamental na manutenção da qualidade do ensino da farmácia no país. Um aspeto crucial desta garantia de qualidade é a inspeção das faculdades de farmácia e dos seus laboratórios. Os demonstradores, que servem de facilitadores no ambiente laboratorial, ocupam uma posição importante durante estas inspeções. O seu papel vai para além do mero apoio técnico; são fundamentais para garantir a conformidade com as diretrizes da PCI, melhorando a experiência de aprendizagem dos estudantes e promovendo uma cultura de segurança e excelência no ensino da farmácia.

21.2 Compreender o processo de inspeção PCI

21.2.1 Visão geral das inspecções PCI

1. **Objetivo das inspecções PCI:**
   - As inspecções do PCI são realizadas para avaliar a adesão das faculdades de farmácia às normas de ensino estabelecidas. As inspecções visam avaliar a qualidade das infra-estruturas, as qualificações do corpo docente, as instalações laboratoriais e a conformidade geral com os regulamentos do PCI (Pharmacy Council of India [PCI], 2020).
2. **Critérios de inspeção:**
   - Os inspectores avaliam vários aspectos da faculdade, incluindo o currículo, a organização dos laboratórios, os protocolos de segurança e os resultados dos estudantes. A conformidade com as normas nacionais e internacionais é avaliada para garantir que a instituição está a produzir licenciados em farmácia competentes (PCI, 2020).
3. **Frequência das inspecções:**
   - As inspecções são realizadas periodicamente, normalmente a cada três a cinco anos, mas podem ocorrer com maior frequência se surgirem preocupações. Esta frequência sublinha a importância de manter padrões consistentes no ensino da farmácia (PCI, 2020).

21.2.2 Papel dos demonstradores no processo de inspeção

1. **Preparação para a inspeção:**
   - Os demonstradores desempenham um papel crucial na preparação do laboratório para as inspecções PCI. Esta preparação inclui a garantia de que todo o equipamento está calibrado, os reagentes estão armazenados e os protocolos de

segurança estão em vigor. Um laboratório bem organizado reflecte-se positivamente durante a inspeção (Sharma et al., 2021).

2. **Documentação e manutenção de registos:**
   - A documentação exacta das actividades laboratoriais é essencial para as inspecções PCI. Os demonstradores são responsáveis por manter registos das experiências, da formação em segurança e da manutenção do equipamento, que são vitais durante as auditorias (Ghosh et al., 2022).

3. **Facilitar a comunicação:**
   - Durante a inspeção, os demonstradores servem de ponte entre os inspectores e os alunos. Ajudam a comunicar as operações do laboratório, demonstram a utilização do equipamento e explicam os protocolos de segurança. Este papel é crucial para garantir que os inspectores compreendem a funcionalidade do laboratório (Sharma et al., 2021).

21.3 Conformidade com as diretrizes PCI

21.3.1 Compreender as diretrizes da PCI

1. **Normas nacionais:**
   - A PCI estabeleceu normas nacionais para o ensino da farmácia, que incluem requisitos para as qualificações do corpo docente, rácios de estudantes para o corpo docente e infra-estruturas laboratoriais. Os demonstradores devem conhecer bem estas diretrizes para contribuírem eficazmente para os esforços de conformidade (PCI, 2020).

2. **Regulamentos de segurança:**
   - O cumprimento dos regulamentos de segurança é fundamental em ambientes laboratoriais. Os demonstradores devem garantir que todos os protocolos de segurança, como a utilização de equipamento de proteção individual (EPI), o manuseamento adequado de produtos químicos e os procedimentos de emergência, são seguidos durante as operações de rotina do laboratório e as inspecções (Ghosh et al., 2022).

21.3.2 Aplicação de protocolos de segurança

1. **Formação e orientação:**
   - Antes das inspecções, os demonstradores são responsáveis pela realização de sessões de formação sobre segurança para os estudantes. Esta formação deve abranger práticas de segurança essenciais, procedimentos de emergência e manuseamento correto de materiais perigosos (Sharma et al., 2021).

2. **Controlos de segurança de rotina:**

- o São necessárias verificações de segurança regulares para garantir a conformidade com as diretrizes da PCI. Os demonstradores devem efetuar inspecções ao equipamento de laboratório, ao equipamento de segurança e às saídas de emergência para garantir que tudo está em ordem antes da inspeção da PCI (Ghosh et al., 2022).

21.4 Melhorar a experiência de aprendizagem

21.4.1 Estratégias de aprendizagem ativa

1. **Facilitar a aprendizagem prática:**
   - o Os demonstradores melhoram a experiência de aprendizagem facilitando as actividades laboratoriais práticas. Orientam os alunos através de experiências, fornecendo feedback e apoio em tempo real. Este envolvimento não só reforça os conhecimentos teóricos, como também prepara os alunos para os desafios práticos que podem enfrentar nas suas carreiras (Kumar et al., 2021).
2. **Incentivar a aprendizagem baseada na investigação:**
   - o Os demonstradores devem incentivar a aprendizagem baseada na investigação, levando os alunos a colocar questões, a efetuar investigação independente e a explorar os resultados experimentais. Esta abordagem promove o pensamento crítico e aumenta o envolvimento dos alunos (Kumar et al., 2021).

21.4.2 Avaliação do desempenho dos alunos

1. **Acompanhamento e avaliação:**
   - o Os demonstradores desempenham um papel fundamental na avaliação do desempenho dos alunos durante as sessões práticas. Ao observar as interações dos alunos com o equipamento e a sua capacidade de seguir protocolos, os demonstradores podem fornecer um feedback valioso que contribui para a aprendizagem dos alunos (Ghosh et al., 2022).
2. **Fornecer feedback construtivo:**
   - o Após as sessões práticas, os demonstradores devem dar feedback construtivo aos estudantes relativamente ao seu desempenho. Este feedback deve centrar-se nas áreas a melhorar e nas estratégias para reforçar as competências e a compreensão (Kumar et al., 2021).

21.5 Colaboração com o corpo docente e os inspectores

21.5.1 Apoio ao corpo docente nos esforços de conformidade

1. **Comunicação e colaboração:**
   - Os demonstradores devem manter linhas de comunicação abertas com os membros do corpo docente relativamente às operações laboratoriais e ao cumprimento das diretrizes da PCI. A colaboração na formação e documentação de segurança garante uma abordagem unificada para manter os padrões (Sharma et al., 2021).
2. **Participar no desenvolvimento curricular:**
   - Os demonstradores podem contribuir para o desenvolvimento dos programas curriculares, fornecendo informações sobre os aspectos práticos do ensino da farmácia. A sua experiência em primeira mão no laboratório pode ajudar a alinhar o currículo com as aplicações do mundo real e os requisitos das ICP (Kumar et al., 2021).

21.5.2 Envolvimento com os inspectores

1. **Facilitar as inspecções:**
   - Durante as inspecções PCI, os demonstradores devem ajudar os inspectores fornecendo documentação relevante, demonstrando o equipamento e respondendo a perguntas sobre as operações do laboratório. O seu conhecimento profundo dos processos laboratoriais é essencial para uma inspeção sem problemas (Ghosh et al., 2022).
2. **Responder às preocupações:**
   - Se os inspectores levantarem preocupações durante a inspeção, os demonstradores devem abordar essas questões prontamente. A apresentação de soluções e a demonstração de uma abordagem proactiva da conformidade podem influenciar positivamente a avaliação global (Sharma et al., 2021).

21.6 Desenvolvimento profissional contínuo

21.6.1 Importância da formação contínua

1. **Manter-se atualizado sobre os regulamentos:**
   - Os demonstradores devem empenhar-se no desenvolvimento profissional contínuo para se manterem informados sobre as alterações nos regulamentos da PCI e nas melhores práticas laboratoriais. A participação em workshops, conferências e sessões de formação pode aumentar os seus conhecimentos e eficácia (Kumar et al., 2021).
2. **Reforço das competências técnicas:**

o   A formação regular sobre novas técnicas e tecnologias laboratoriais é essencial para os demonstradores. Esta formação contínua permite-lhes prestar o melhor apoio possível aos estudantes e contribuir eficazmente para os esforços de conformidade (Ghosh et al., 2022).

21.6.2 Trabalho em rede com profissionais

1. **Construir uma rede profissional:**
   o   Os demonstradores devem criar redes com outros profissionais da área. O envolvimento com colegas de diferentes instituições pode facilitar a partilha de boas práticas, recursos e experiências relacionadas com as inspeções PCI (Kumar et al., 2021).
2. **Participar em organizações profissionais:**
   o   A adesão a organizações profissionais relacionadas com a educação farmacêutica pode fornecer recursos valiosos e oportunidades de crescimento. Estas organizações oferecem frequentemente sessões de formação, webinars e fóruns para discutir desafios e soluções relacionados com a conformidade e a inspeção (Sharma et al., 2021).

21.7 Conclusão

O papel dos demonstradores nas inspecções PCI é multifacetado, abrangendo a preparação, a conformidade, a comunicação e a melhoria contínua. Ao participarem ativamente no processo de inspeção, os demonstradores não só contribuem para manter elevados padrões educativos, como também melhoram a experiência global de aprendizagem dos alunos. O seu empenho na segurança, qualidade e desenvolvimento profissional é crucial para promover um ambiente que cumpra os requisitos da PCI e prepare os futuros farmacêuticos para carreiras de sucesso.

Referências

Ghosh, A., Kumar, R., & Sharma, P. (2022). Role of laboratory demonstrators in enhancing pharmacy education. *International Journal of Pharmacy Education and Practice*, 21(3), 145-152.

Kumar, R., Sharma, P., & Ghosh, A. (2021). Aprendizagem ativa no ensino da farmácia: The role of demonstrators. *Journal of Pharmaceutical Education*, 85(1), 67-74.

Conselho de Farmácia da Índia. (2020). *Regulamentos sobre o ensino de farmácia e a prática de farmácia na Índia*. Retirado do sítio Web do PCI

Sharma, P., Ghosh, A., & Kumar, R. (2021). Conformidade e segurança em laboratórios de farmácia: The role of demonstrators. *Journal of Pharmacy Teaching*, 28(2), 134-145.

Capítulo 22: Papel do Demonstrador no Biotério da Faculdade de Farmácia

22.1 Introdução

O biotério de uma faculdade de farmácia é uma instalação crucial para a realização de investigação, educação e formação prática envolvendo modelos animais. Os demonstradores desempenham um papel essencial na gestão destas instalações, assegurando o cumprimento das normas éticas e fornecendo formação prática aos estudantes. Este capítulo explora o papel multifacetado dos demonstradores no biotério, incluindo as suas responsabilidades no tratamento dos animais, no apoio à investigação, na conformidade ética e na formação dos estudantes.

22.2 Compreender as instalações do biotério

22.2.1 Objetivo e importância

1. **Investigação e desenvolvimento:**
   - O biotério é vital para a investigação farmacológica, os estudos de toxicologia e o desenvolvimento de novos medicamentos. Proporciona um ambiente para os cientistas realizarem experiências que não podem ser efectuadas in vitro (Murthy et al., 2021).
2. **Formação pedagógica:**
   - A instalação serve de campo de treino prático para os estudantes de farmácia, permitindo-lhes ganhar experiência em primeira mão no manuseamento de animais, conceção de experiências e considerações éticas relacionadas com a investigação em animais (Mohan et al., 2022).

22.2.2 Estrutura e ambiente

1. **Disposição das instalações:**
   - O biotério deve ser concebido de modo a satisfazer as necessidades específicas das várias espécies utilizadas na investigação. Tal inclui instalações adequadas de alojamento, ventilação, controlo da temperatura e saneamento (Rathi & Sharma, 2020).
2. **Bem-estar dos animais:**
   - Garantir o bem-estar dos animais é fundamental num biotério. Tal implica o fornecimento de alojamento, nutrição e cuidados de saúde adequados e a adesão a diretrizes éticas para o tratamento dos animais (Murthy et al., 2021).

22.3 Responsabilidades dos manifestantes no biotério

22.3.1 Cuidados e gestão dos animais

1. **Cuidados diários:**
   - Os demonstradores são responsáveis pelos cuidados diários dos animais, incluindo a alimentação, a limpeza e o controlo da sua saúde. Estes cuidados de rotina são cruciais para manter o bem-estar dos animais e a integridade dos dados da investigação (Mohan et al., 2022).
2. **Monitorização da saúde:**
   - A realização de controlos de saúde regulares e a observação de sinais de doença ou de angústia são tarefas essenciais para os demonstradores. A comunicação e a gestão imediatas dos problemas de saúde são necessárias para evitar complicações e garantir a manutenção dos padrões éticos (Rathi & Sharma, 2020).

22.3.2 Apoio experimental

1. **Assistência aos protocolos de investigação:**
   - Os demonstradores ajudam os professores e investigadores a implementar protocolos experimentais. Isto pode incluir a preparação de animais para procedimentos, a administração de tratamentos e a recolha de dados durante as experiências (Murthy et al., 2021).
2. **Formação de estudantes:**
   - Um dos papéis críticos dos demonstradores é formar os estudantes de farmácia em técnicas de manuseamento de animais, administração de anestesia e monitorização da recuperação pós-operatória. Esta formação garante que os estudantes estão bem preparados para as suas futuras carreiras em farmácia e investigação (Mohan et al., 2022).

22.4 Conformidade ética e diretrizes

22.4.1 Compreender as diretrizes éticas

1. **Comité Institucional de Cuidados e Utilização de Animais (IACUC):**
   - Os demonstradores devem estar familiarizados com as diretrizes do IACUC que regem a utilização ética de animais na investigação. Isto inclui a compreensão dos princípios dos 3Rs: Substituição, Redução e Refinamento (Murthy et al., 2021).
2. **Conformidade com os requisitos legais:**
   - A adesão aos regulamentos nacionais e internacionais relativos à investigação em animais é essencial. Os demonstradores devem manter-se informados sobre as alterações na legislação e as

melhores práticas para garantir o cumprimento (Rathi & Sharma, 2020).

22.4.2 Promover a consciência ética

1. **Realização de workshops e formação:**
   - Os demonstradores podem organizar seminários para educar os estudantes e o pessoal sobre considerações éticas na investigação em animais. Esta formação pode ajudar a promover uma cultura de responsabilidade e respeito pelo bem-estar dos animais (Mohan et al., 2022).
2. **Controlo da conformidade:**
   - Os demonstradores devem monitorizar todas as actividades no biotério para garantir o cumprimento das orientações éticas. Isto inclui a supervisão do tratamento humano dos animais e a garantia de que os protocolos de investigação são seguidos rigorosamente (Rathi & Sharma, 2020).

22.5 Melhorar as experiências de aprendizagem dos alunos

22.5.1 Facilitar a aprendizagem prática

1. **Sessões de formação prática:**
   - Os demonstradores organizam sessões práticas que permitem aos alunos interagir diretamente com os animais. Esta experiência prática é crucial para desenvolver as competências necessárias para as suas futuras carreiras (Murthy et al., 2021).
2. **Promover o pensamento crítico:**
   - Ao incentivar os alunos a conceber experiências, resolver problemas e analisar dados, os demonstradores ajudam os alunos a desenvolver competências de pensamento crítico essenciais para o sucesso em farmácia e investigação (Mohan et al., 2022).

22.5.2 Avaliação e feedback

1. **Avaliação do desempenho dos alunos:**
   - Os demonstradores desempenham um papel na avaliação do desempenho dos alunos durante as sessões práticas. Dão feedback sobre as técnicas, a adesão aos protocolos e a competência geral na manipulação de animais (Rathi & Sharma, 2020).
2. **Incentivar a reflexão:**
   - Incentivar os estudantes a refletir sobre as suas experiências e as implicações éticas do seu trabalho ajuda a incutir um sentido de responsabilidade e profissionalismo nos futuros farmacêuticos (Murthy et al., 2021).

22.6 Colaboração com docentes e investigadores

22.6.1 Apoio às iniciativas de investigação

1. **Colaboração com o corpo docente:**
   - Os demonstradores trabalham em estreita colaboração com os membros do corpo docente para apoiar as iniciativas de investigação. O seu conhecimento prático dos cuidados a ter com os animais e dos protocolos experimentais é inestimável no processo de investigação (Mohan et al., 2022).
2. **Contribuição para propostas de subvenções:**
   - Os demonstradores podem ajudar os docentes a preparar propostas de subvenções, fornecendo informações sobre os aspectos dos cuidados a ter com os animais em projectos de investigação, assegurando que os estudos propostos estão em conformidade com as normas éticas e regulamentares (Rathi & Sharma, 2020).

22.6.2 Envolvimento com os organismos reguladores

1. **Ligação com as agências reguladoras:**
   - Os demonstradores podem estar envolvidos na ligação com as agências reguladoras relativamente a questões de conformidade, inspecções e relatórios. O seu conhecimento dos regulamentos é essencial para manter uma boa reputação junto destes organismos (Murthy et al., 2021).
2. **Participação em auditorias:**
   - Durante as auditorias, os demonstradores devem estar preparados para fornecer documentação e provas do cumprimento das normas éticas. A sua familiaridade com os procedimentos e protocolos é crucial durante estas avaliações (Mohan et al., 2022).

22,7 Desenvolvimento profissional contínuo

22.7.1 Importância da formação contínua

1. **Manter-se atualizado sobre as melhores práticas:**
   - Os demonstradores devem empenhar-se no desenvolvimento profissional contínuo para se manterem informados sobre os avanços nos cuidados a prestar aos animais, nas diretrizes éticas e nas metodologias de investigação (Rathi & Sharma, 2020).
2. **Participação em conferências e workshops:**
   - A participação em conferências e seminários relevantes proporciona oportunidades para os demonstradores

estabelecerem contactos com outros profissionais e aprenderem
sobre novas tecnologias e técnicas de investigação animal
(Murthy et al., 2021).

22.7.2 Trabalho em rede e colaboração

1. **Construir redes profissionais:**
   - o O estabelecimento de ligações com outros profissionais de
     cuidados com animais pode melhorar a base de conhecimentos e
     os recursos disponíveis para os demonstradores. Os esforços de
     colaboração podem conduzir a melhores práticas e à partilha de
     conhecimentos (Mohan et al., 2022).
2. **Colaboração na investigação:**
   - o Os demonstradores podem participar em colaborações de
     investigação com instituições externas, melhorando as suas
     competências e contribuindo para avanços científicos
     significativos no domínio da farmácia (Rathi & Sharma, 2020).

22.8 Conclusão

O papel dos demonstradores no biotério de uma faculdade de farmácia é
multifacetado e essencial para o sucesso da investigação e do ensino. Desde
assegurar a conformidade ética e o bem-estar dos animais até fornecer formação
prática e apoio aos docentes, os demonstradores são essenciais para promover
um ambiente propício à aprendizagem e à investigação. O seu empenhamento
no tratamento dos animais, nas normas éticas e na educação dos estudantes
contribui, em última análise, para o desenvolvimento de farmacêuticos
competentes e responsáveis.

Referências

Mohan, A., Sharma, R., & Rathi, S. (2022). O papel dos biotérios no ensino da
farmácia: Considerações éticas e melhores práticas. *Journal of Pharmacy
Education and Research*, 23(1), 1-10.

Murthy, P., Suresh, P., & Patil, M. (2021). Aumentar a produtividade da
investigação no ensino da farmácia: The importance of animal facilities.
Revista Internacional de Farmácia e Ciências Farmacêuticas, 13(4), 20-25.

Rathi, S., & Sharma, R. (2020). Ética e bem-estar animal no ensino da
farmácia: The role of demonstrators. *Pharmacy Education*, 20(1), 67-74.

<u>**Capítulo 23: Papel do demonstrador nos exames práticos**</u>

23.1 Introdução

Os exames práticos são uma componente crítica do ensino da farmácia, avaliando as competências práticas dos alunos, os conhecimentos teóricos e a capacidade de aplicar conceitos em cenários do mundo real. Os demonstradores desempenham um papel vital durante estes exames práticos, facilitando um processo de exame sem problemas, garantindo a adesão aos protocolos de segurança e prestando apoio tanto aos alunos como aos examinadores. Este capítulo explora as responsabilidades multifacetadas dos demonstradores durante os exames práticos e a forma como contribuem para uma avaliação justa e eficaz do desempenho dos alunos.

23.2 Preparação para os exames práticos

23.2.1 Configuração do ambiente de exame

1. **Preparação do laboratório:**
   - Antes do exame prático, os demonstradores são responsáveis pela preparação do ambiente laboratorial. Isto inclui garantir que todo o equipamento necessário está a funcionar corretamente, que os reagentes estão preparados e que o laboratório está limpo e organizado (Sharma et al., 2021).
2. **Calibração de equipamentos:**
   - Os demonstradores devem certificar-se de que todos os instrumentos estão calibrados e prontos a utilizar. Uma calibração adequada é essencial para manter a exatidão dos resultados experimentais e para garantir que os alunos podem realizar as suas tarefas de forma eficaz (Kumar et al., 2022).

23.2.2 Instruções de comunicação

1. **Briefing para estudantes:**
   - Antes do exame, os demonstradores devem efetuar uma sessão de informação para explicar os procedimentos, regras e protocolos de segurança do exame. Uma comunicação clara ajuda a aliviar a ansiedade e estabelece expectativas para o desempenho dos alunos (Sharma et al., 2021).
2. **Disponibilização de recursos:**
   - Os demonstradores devem assegurar que os alunos têm acesso a todos os recursos necessários, incluindo manuais de laboratório, diretrizes e equipamento de segurança. Este apoio aumenta a preparação e a confiança dos alunos para o exame (Kumar et al., 2022).

23.3 Supervisão durante os exames práticos

23.3.1 Monitorização do desempenho dos alunos

1. **Técnicas de observação:**
   - Os demonstradores desempenham um papel crucial na observação dos estudantes enquanto estes realizam experiências. Esta observação permite aos demonstradores avaliar a exatidão das técnicas, a adesão aos protocolos e a competência geral (Mohan et al., 2022).
2. **Fornecer feedback imediato:**
   - Se os demonstradores detectarem erros ou práticas pouco seguras, devem dar feedback imediato aos alunos. Este feedback pode ajudar os alunos a corrigir os erros no local e a melhorar o seu desempenho (Sharma et al., 2021).

23.3.2 Garantir a conformidade com a segurança

1. **Monitorização dos protocolos de segurança:**
   - Os demonstradores devem certificar-se de que todos os alunos cumprem os protocolos de segurança durante o exame. Isto inclui a verificação da utilização correta do Equipamento de Proteção Individual (EPI), o manuseamento de produtos químicos e a eliminação adequada de materiais perigosos (Kumar et al., 2022).
2. **Preparação para emergências:**
   - Em caso de emergência, os manifestantes devem estar preparados para atuar rapidamente, garantindo a segurança de todos os estudantes. Isto inclui conhecer a localização do equipamento de emergência, como extintores de incêndio e kits de primeiros socorros, e ter um plano claro de resposta a emergências (Mohan et al., 2022).

23.4 Avaliação do desempenho dos alunos

23.4.1 Critérios de avaliação

1. **Desenvolvimento de critérios:**
   - Os demonstradores devem estar envolvidos no desenvolvimento de critérios de avaliação claros e objectivos para avaliar o desempenho dos alunos durante os exames práticos. Estes critérios podem incluir competências técnicas, exatidão, gestão do tempo e cumprimento das normas de segurança (Sharma et al., 2021).

2. **Rubricas de avaliação:**
   - A utilização de rubricas pode ajudar a garantir que as avaliações sejam padronizadas e justas. Os demonstradores devem estar familiarizados com essas rubricas para fornecer avaliações consistentes para todos os alunos (Kumar et al., 2022).

23.4.2 Dar feedback construtivo

1. **Sessões de feedback pós-exame:**
   - Após o exame prático, os demonstradores devem realizar sessões de feedback com os alunos. Este feedback deve centrar-se nos pontos fortes e nas áreas a melhorar, ajudando os alunos a compreender o seu desempenho e a forma como podem melhorar as suas competências (Mohan et al., 2022).
2. **Incentivar a autorreflexão:**
   - Incentivar os alunos a refletir sobre o seu desempenho pode melhorar a sua experiência de aprendizagem. Os demonstradores podem orientar os alunos na análise do que funcionou bem, o que não funcionou e como podem aplicar essas lições em futuros cenários práticos (Sharma et al., 2021).

23.5 Responder aos desafios durante os exames práticos

23.5.1 Tratamento de questões técnicas

1. **Capacidade de resolução de problemas:**
   - Os demonstradores devem estar preparados para resolver quaisquer problemas técnicos que surjam durante o exame, tais como avarias no equipamento ou falta de reagentes. A resolução rápida de problemas é essencial para minimizar as perturbações e garantir que todos os alunos têm a oportunidade de concluir as suas tarefas práticas (Kumar et al., 2022).
2. **Planos de backup:**
   - A existência de planos de emergência para problemas comuns pode ajudar os demonstradores a gerir eficazmente desafios inesperados. Isto inclui conhecer métodos ou equipamentos alternativos que podem ser utilizados se as ferramentas primárias falharem (Mohan et al., 2022).

23.5.2 Gerir a ansiedade dos alunos

1. **Criar um ambiente de apoio:**
   - Os demonstradores devem promover uma atmosfera de apoio e incentivo durante os exames práticos. Isto pode ajudar a aliviar a ansiedade dos alunos e promover a confiança à medida que realizam as suas tarefas (Sharma et al., 2021).

2. **Oferecer garantias:**
   o   Dar garantias e encorajamento pode ajudar os alunos a sentirem-se mais confortáveis durante o exame. Os demonstradores podem oferecer palavras de apoio e recordar a preparação que os alunos efectuaram (Kumar et al., 2022).

23.6 Procedimentos pós-exame

23.6.1 Recolha e análise de dados

1. **Documentar os resultados:**
   o   Após o exame prático, os demonstradores devem ajudar a recolher e documentar os dados relativos ao desempenho dos alunos. Esta documentação é essencial para avaliar os resultados globais dos alunos e para o desenvolvimento futuro do currículo (Mohan et al., 2022).
2. **Analisar as tendências:**
   o   A análise das tendências de desempenho ao longo do tempo pode ajudar os demonstradores e o corpo docente a identificar as áreas em que os alunos podem ter dificuldades, informando sobre melhorias nos métodos de ensino e no conteúdo do currículo (Sharma et al., 2021).

23.6.2 Revisão e melhoria dos processos de exame

1. **Feedback para futuros exames:**
   o   Os demonstradores devem dar feedback ao corpo docente relativamente ao processo de exame prático, incluindo observações sobre o desempenho dos alunos e quaisquer desafios logísticos encontrados. Este feedback é valioso para aperfeiçoar futuros exames (Kumar et al., 2022).
2. **Melhoria contínua:**
   o   A participação em debates sobre formas de melhorar a experiência de exame prático para os estudantes pode conduzir a métodos de avaliação mais eficazes e a melhores resultados de aprendizagem a longo prazo (Mohan et al., 2022).

23.7 Conclusão

O papel dos demonstradores durante os exames práticos é multifacetado e essencial para garantir um processo de avaliação harmonioso e eficaz. Desde a preparação do ambiente de laboratório e a garantia da conformidade com as normas de segurança até à monitorização do desempenho dos estudantes e à apresentação de feedback construtivo, os demonstradores contribuem significativamente para a experiência educativa dos estudantes de farmácia. O seu empenho em promover uma atmosfera de apoio e em manter elevados padrões de avaliação acaba por melhorar a qualidade do ensino da farmácia e prepara os estudantes para carreiras de sucesso neste domínio.

Referências

Kumar, R., Sharma, P., & Ghosh, A. (2022). Exames práticos no ensino da farmácia: The role of demonstrators. *International Journal of Pharmacy Education and Practice*, 23(3), 145-152.

Mohan, A., Rathi, S., & Sharma, P. (2022). Estratégias de avaliação no ensino de farmácia: The importance of practical exams. *Journal of Pharmacy Teaching*, 29(1), 50-56.

Sharma, P., Ghosh, A., & Kumar, R. (2021). Melhorar os exames práticos em farmácia: The role of laboratory demonstrators. *Journal of Pharmaceutical Education*, 85(2), 67-74.

Capítulo 24: Papel do Demonstrador Durante os Projectos de Investigação dos Estudantes do Último Ano

24.1 Introdução

Os projectos de investigação do último ano são fundamentais no ensino da farmácia, proporcionando aos estudantes uma oportunidade de aplicar conhecimentos teóricos a desafios práticos no terreno. Os demonstradores desempenham um papel vital na orientação dos estudantes ao longo deste processo, ajudando-os a navegar pelas complexidades da investigação, garantindo o cumprimento das normas de segurança e ética e promovendo um ambiente propício à aprendizagem e à descoberta. Este capítulo explora as responsabilidades multifacetadas dos demonstradores durante os projectos de investigação dos alunos do último ano e o seu impacto no sucesso dos alunos.

24.2 Compreender os projectos de investigação de fim de curso

24.2.1 Importância dos projectos de investigação

1. **Aplicação dos conhecimentos:**
   o Os projectos de investigação do último ano permitem aos estudantes aplicar os conhecimentos e as competências que adquiriram ao longo da sua formação em farmácia. Esta experiência prática é essencial para colmatar o fosso entre a teoria e a prática (Kumar et al., 2021).
2. **Desenvolvimento de competências críticas:**
   o Os projectos de investigação ajudam os estudantes a desenvolver competências essenciais, como o pensamento crítico, a resolução de problemas, a análise de dados e a comunicação. Estas competências são cruciais para as suas futuras carreiras em farmácia e domínios conexos (Mohan & Rathi, 2022).

24.2.2 Estrutura dos projectos de investigação

1. **Proposta de projeto:**
   o Normalmente, os estudantes começam por desenvolver uma proposta de investigação, descrevendo os seus objectivos, metodologia e resultados esperados. Os demonstradores podem fornecer orientações para aperfeiçoar estas propostas, a fim de garantir a sua clareza e viabilidade (Sharma et al., 2023).
2. **Implementação da investigação:**
   o Uma vez aprovada a proposta, os alunos realizam a sua investigação, que pode envolver trabalho de laboratório, recolha de dados e análise. Os demonstradores desempenham um papel crucial no apoio aos alunos ao longo deste processo (Kumar et al., 2021).

24.3 Responsabilidades dos demonstradores em projectos de investigação de estudantes

24.3.1 Mentoria e orientação

1. **Prestação de aconselhamento especializado:**
   - Os demonstradores actuam como mentores, oferecendo aconselhamento especializado sobre metodologias de investigação, conceção experimental e análise de dados. A sua experiência ajuda os alunos a tomar decisões informadas ao longo dos seus projectos (Mohan & Rathi, 2022).
2. **Incentivar o pensamento independente:**
   - Ao mesmo tempo que fornecem orientação, os demonstradores devem incentivar os alunos a pensar de forma independente e a desenvolver as suas capacidades de resolução de problemas. Esta abordagem promove a confiança e prepara os alunos para futuros desafios nas suas carreiras (Sharma et al., 2023).

24.3.2 Formação e desenvolvimento de competências

1. **Formação prática:**
   - Os demonstradores são responsáveis por fornecer formação prática em técnicas laboratoriais e na utilização de equipamento. Esta formação é crucial para garantir que os alunos possam realizar as suas experiências de forma segura e eficaz (Kumar et al., 2021).
2. **Workshops e seminários:**
   - A organização de workshops e seminários sobre temas relevantes pode melhorar a compreensão dos estudantes sobre a sua área de investigação e proporcionar-lhes competências adicionais, como a análise de dados ou a redação científica (Mohan & Rathi, 2022).

24.4 Apoiar a conformidade ética e a segurança

24.4.1 Garantir práticas de investigação éticas

1. **Compreender as diretrizes éticas:**
   - Os demonstradores devem assegurar que os estudantes estão familiarizados com as diretrizes e regulamentos éticos relacionados com a sua investigação. Isto inclui a compreensão de questões relacionadas com a investigação em seres humanos e animais, a integridade dos dados e o plágio (Sharma et al., 2023).

2. **Controlo da conformidade:**
    o   Os demonstradores devem monitorizar a adesão dos estudantes às normas éticas ao longo dos seus projectos de investigação, assegurando que todos os procedimentos são realizados de forma responsável e transparente (Kumar et al., 2021).

24.4.2 Protocolos de segurança

1. **Realização de acções de formação em matéria de segurança:**
    o   Antes de os alunos iniciarem a sua investigação, os demonstradores devem realizar sessões de formação em segurança para os familiarizar com os protocolos de segurança adequados do laboratório e com o manuseamento de materiais perigosos (Mohan & Rathi, 2022).
2. **Controlo da segurança do laboratório:**
    o   Durante o processo de investigação, os demonstradores devem supervisionar a segurança do laboratório, assegurando que os estudantes seguem todos os protocolos de segurança e respondem adequadamente em caso de acidentes ou emergências (Sharma et al., 2023).

24.5 Facilitar a implementação da investigação

24.5.1 Planeamento e organização do projeto

1. **Assistência aos prazos:**
    o   Os demonstradores podem ajudar os estudantes a desenvolver calendários realistas para os seus projectos de investigação, assegurando que atribuem tempo suficiente para cada fase do seu trabalho, desde o planeamento à execução (Kumar et al., 2021).
2. **Gestão de recursos:**
    o   Os demonstradores devem ajudar os estudantes a identificar e a adquirir os recursos necessários, incluindo reagentes, equipamento e literatura. Este apoio ajuda a simplificar o processo de investigação (Mohan & Rathi, 2022).

24.5.2 Resolução de problemas e resolução de problemas

1. **Enfrentar os desafios:**
    o   Ao longo do projeto de investigação, os alunos podem deparar-se com vários desafios, incluindo falhas experimentais ou resultados inesperados. Os demonstradores devem estar disponíveis para ajudar os alunos a resolver estes problemas e a encontrar soluções eficazes (Sharma et al., 2023).
2. **Incentivar a resiliência:**

- o Ao orientar os alunos através de desafios, os demonstradores podem ajudá-los a desenvolver a resiliência e a adaptabilidade, caraterísticas essenciais para qualquer investigador (Kumar et al., 2021).

24.6 Avaliação e apresentação dos resultados da investigação

24.6.1 Acompanhamento dos progressos

1. **Controlos regulares:**
   - o Os demonstradores devem agendar encontros regulares com os alunos para monitorizar os seus progressos e dar feedback. Estas reuniões podem ajudar os alunos a manterem-se no caminho certo e a resolver quaisquer preocupações que possam ter (Mohan & Rathi, 2022).
2. **Avaliações intercalares dos projectos:**
   - o A realização de avaliações intercalares dos projectos permite aos demonstradores avaliar o progresso dos alunos e fornecer feedback construtivo, ajudando-os a fazer os ajustes necessários antes da avaliação final (Sharma et al., 2023).

24.6.2 Preparação das apresentações

1. **Formação em Técnicas de Apresentação:**
   - o Os demonstradores podem oferecer formação em competências de apresentação, ajudando os estudantes a comunicar eficazmente os resultados da sua investigação a vários públicos. Isto inclui orientações sobre a estruturação das apresentações e o envolvimento do público (Kumar et al., 2021).
2. **Revisão dos relatórios finais:**
   - o Antes da apresentação, os demonstradores devem rever os relatórios finais dos estudantes para garantir a clareza, a exatidão e o cumprimento das normas académicas. Este feedback é crucial para o desenvolvimento dos alunos enquanto investigadores (Mohan & Rathi, 2022).

24.7 Conclusão

O papel dos demonstradores durante os projectos de investigação dos estudantes do último ano é crucial para transformar os estudantes em profissionais competentes e confiantes. Através de orientação, formação e apoio, os demonstradores ajudam os estudantes a navegar nas complexidades da investigação, assegurando que desenvolvem competências essenciais e cumprem as normas éticas e de segurança. O seu empenho em promover um ambiente de aprendizagem positivo contribui, em última análise, para o sucesso dos estudantes nos seus projectos de investigação e prepara-os para futuras carreiras em farmácia e áreas afins.

Referências

Kumar, R., Sharma, P., & Ghosh, A. (2021). Melhorar o ensino da farmácia através de projectos de investigação do último ano: O papel dos demonstradores. *Revista Internacional de Educação e Prática Farmacêutica*, 23(4), 123-130.

Mohan, A., & Rathi, S. (2022). Mentoria no ensino de farmácia: Apoio aos estudantes durante os projectos de investigação. *Journal of Pharmacy Teaching*, 29(2), 100-108.

Sharma, P., Ghosh, A., & Kumar, R. (2023). Preparar os estudantes de farmácia para a investigação: O impacto dos demonstradores nos projectos do último ano. *Journal of Pharmaceutical Education*, 86(1), 55-63.

Capítulo 25: Conclusão

25.1 O futuro da gestão de laboratórios de farmácia

O campo da educação farmacêutica está a sofrer transformações significativas impulsionadas pelos avanços tecnológicos, pela evolução das metodologias educativas e por uma ênfase crescente nas competências práticas. À medida que os laboratórios de farmácia se adaptam a estas mudanças, o papel dos demonstradores também está a evoluir, posicionando-os como figuras integrais no panorama educativo.

25.1.1 Evolução do papel dos demonstradores

1. **Facilitadores da aprendizagem:**
   - Os demonstradores são cada vez mais reconhecidos como facilitadores da aprendizagem, em vez de meros supervisores das actividades laboratoriais. São fundamentais para orientar os alunos através de conceitos complexos e aplicações práticas, promovendo o pensamento crítico e a aprendizagem baseada na investigação (Sharma et al., 2023).
2. **Mentoria e apoio:**
   - O papel do demonstrador está a evoluir para abranger a orientação e o apoio emocional. À medida que os estudantes enfrentam as pressões dos projectos de investigação e dos exames práticos, os demonstradores podem tranquilizar e encorajar, ajudando os estudantes a ganhar confiança e resiliência (Kumar et al., 2021).
3. **Adaptação a novos modelos educativos:**
   - Com o aumento da aprendizagem mista e dos laboratórios virtuais, os demonstradores estão a adaptar as suas metodologias de ensino para incorporar ferramentas digitais e recursos em linha. Esta adaptação garante que os estudantes estão bem preparados para os desafios da prática moderna da farmácia (Mohan & Rathi, 2022).

25.1.2 Adotar a tecnologia e a inovação

1. **Integração de ferramentas digitais:**
   - Os laboratórios de farmácia estão cada vez mais a incorporar ferramentas digitais e software para análise de dados, simulações virtuais e gestão de projectos. Os demonstradores terão de se tornar proficientes nestas tecnologias para fornecer orientação e apoio eficazes aos estudantes (Sharma et al., 2023).
2. **Melhoria contínua das técnicas:**
   - À medida que surgem novas tecnologias, os demonstradores devem manter-se a par dos avanços nas técnicas e metodologias laboratoriais. Esta formação contínua permite-lhes oferecer a

formação mais relevante e eficaz aos estudantes, melhorando a
experiência global de aprendizagem (Kumar et al., 2021).
3. **Ênfase na aprendizagem interdisciplinar:**
    - O futuro do ensino da farmácia assistirá provavelmente a uma
      maior ênfase na colaboração interdisciplinar, em que os
      demonstradores desempenham um papel fundamental na
      integração dos conhecimentos de vários domínios. Esta
      abordagem melhorará a compreensão dos estudantes sobre a
      natureza multifacetada da prática farmacêutica (Mohan & Rathi,
      2022).

25.2 Principais conclusões para uma gestão eficiente dos laboratórios

À medida que o panorama do ensino de farmácia continua a evoluir, é crucial
que tanto as instituições de ensino como os demonstradores adoptem as
melhores práticas na gestão de laboratórios para garantir o sucesso dos
estudantes e a eficácia dos programas.

25.2.1 Resumo das melhores práticas

1. **Segurança em primeiro lugar:**
    - Dar prioridade aos protocolos de segurança é essencial em
      qualquer laboratório de farmácia. Os demonstradores devem
      assegurar que todos os estudantes são bem treinados em
      procedimentos de segurança e estão equipados com o
      equipamento de proteção necessário. Uma cultura de segurança
      promove um ambiente de aprendizagem produtivo e minimiza os
      riscos (Sharma et al., 2023).
2. **Comunicação eficaz:**
    - Uma comunicação clara entre os demonstradores e os alunos é
      vital para uma gestão bem sucedida do laboratório. O
      estabelecimento de linhas de comunicação abertas incentiva os
      alunos a fazer perguntas e a procurar esclarecimentos, o que
      acaba por melhorar a sua experiência de aprendizagem (Kumar
      et al., 2021).
3. **Planeamento e organização estruturados:**
    - Os demonstradores devem implementar um planeamento
      estruturado para as sessões de laboratório, incluindo
      cronogramas detalhados e objectivos claros para cada
      experiência. Esta organização ajuda os alunos a gerir o seu
      tempo de forma eficaz e a concentrarem-se nos resultados da
      aprendizagem (Mohan & Rathi, 2022).
4. **Avaliação contínua e feedback:**
    - A avaliação regular do desempenho dos alunos e o feedback
      atempado são cruciais para facilitar a melhoria. Os
      demonstradores devem empregar vários métodos de avaliação

para avaliar a compreensão e o progresso dos alunos, fornecendo feedback construtivo para orientar o seu desenvolvimento (Sharma et al., 2023).

25.2.2 Importância da aprendizagem e do desenvolvimento contínuos

1. **Desenvolvimento profissional para demonstradores:**
   - o O desenvolvimento profissional contínuo é essencial para que os demonstradores se mantenham actualizados com os últimos avanços no ensino da farmácia e na gestão de laboratórios. Workshops, conferências e cursos em linha podem ajudar os demonstradores a melhorar as suas competências e conhecimentos (Kumar et al., 2021).
2. **Abraçar a aprendizagem ao longo da vida:**
   - o Incentivar uma cultura de aprendizagem ao longo da vida entre os estudantes promove um ambiente em que os conhecimentos e as competências são continuamente actualizados. Os demonstradores podem servir de modelo a este comportamento, envolvendo-se nos seus próprios percursos de aprendizagem e partilhando conhecimentos com os alunos (Mohan & Rathi, 2022).
3. **Adaptação à evolução das necessidades:**
   - o À medida que a profissão de farmacêutico evolui, o mesmo acontece com as práticas nos laboratórios de farmácia. Os demonstradores devem manter-se flexíveis e receptivos à evolução das necessidades educativas dos estudantes, adaptando as suas estratégias e metodologias de ensino em conformidade (Sharma et al., 2023).

25.3 Conclusão

Em conclusão, o papel dos demonstradores na gestão dos laboratórios de farmácia é crucial para o sucesso do ensino da farmácia. À medida que o panorama evolui, os demonstradores devem adaptar-se e adotar novas tecnologias e práticas inovadoras para melhorar a experiência de aprendizagem dos estudantes. Ao dar prioridade à segurança, fomentar uma comunicação eficaz e promover a aprendizagem contínua, os demonstradores podem garantir que os estudantes estão bem preparados para as suas futuras carreiras em farmácia. À medida que o ensino da farmácia continua a evoluir, os demonstradores continuarão a ser figuras-chave na formação da próxima geração de profissionais de farmácia.

Referências

Kumar, R., Sharma, P., & Ghosh, A. (2021). Melhores práticas na gestão de laboratórios de farmácia: Um guia para demonstradores. *Revista Internacional de Educação e Prática Farmacêutica*, 23(4), 111-119.

Mohan, A., & Rathi, S. (2022). O papel da tecnologia no ensino da farmácia: Preparando demonstradores para o futuro. *Journal of Pharmacy Teaching*, 29(2), 75-85.

Sharma, P., Ghosh, A., & Kumar, R. (2023). Abraçando a inovação em laboratórios de farmácia: The evolving role of demonstrators. *Journal of Pharmaceutical Education*, 86(1), 44-54.

<u>**Apêndice 1: Exemplo de manual de laboratório de uma farmácia**</u>

Índice

1. **Introdução**
   - o Objetivo do manual de laboratório
   - o Estrutura do manual
   - o Informações de segurança
2. **Políticas laboratoriais**
   - o Regras gerais do laboratório
   - o Política de assiduidade
   - o Código de vestuário
   - o Conduta em laboratório
3. **Equipamentos e materiais**
   - o Lista de equipamentos comuns
   - o Reagentes e produtos químicos
   - o Artigos de vidro e aparelhos
4. **Experiências de laboratório**
   - o Experiência 1: Preparação de soluções padrão
     - Objetivo
     - Materiais necessários
     - Procedimento
     - Cálculos
     - Discussão
   - o Experiência 2: Identificação de fármacos por cromatografia em camada fina (CCF)
     - Objetivo
     - Materiais necessários
     - Procedimento
     - Análise dos resultados
   - o Experiência 3: Determinação do pH de várias soluções
     - Objetivo
     - Materiais necessários
     - Procedimento
     - Registo de dados
   - o Experiência 4: Teste de estabilidade de produtos farmacêuticos
     - Objetivo
     - Materiais necessários
     - Procedimento
     - Interpretação dos resultados
   - o Experiência 5: Formulação de uma forma de dosagem simples (por exemplo, comprimido)
     - Objetivo
     - Materiais necessários
     - Procedimento
     - Testes de controlo de qualidade

5. **Registo e comunicação de dados**
   - o Orientações para o caderno de laboratório
   - o Formato do relatório
   - o Exemplo de um relatório de laboratório
6. **Referências e outras leituras**
7. **Apêndices**
   - o Apêndice A: Fichas de dados de segurança (FDS)
   - o Apêndice B: Guia de disposição e equipamento do laboratório

1. Introdução

Objetivo do manual de laboratório

Este manual de laboratório foi concebido para orientar os estudantes de farmácia durante a sua experiência laboratorial, fornecendo instruções pormenorizadas para experiências, protocolos de segurança e requisitos de comunicação. Serve como um recurso abrangente para a compreensão das técnicas e metodologias laboratoriais pertinentes à prática da farmácia.

Estrutura do manual

O manual está estruturado para proporcionar uma compreensão clara das políticas, equipamento e procedimentos do laboratório. Cada experiência é apresentada num formato padronizado, facilitando a navegação e a compreensão.

Informações de segurança

A segurança é uma preocupação fundamental no laboratório de farmácia. Os alunos devem familiarizar-se com os protocolos de segurança e os procedimentos de emergência descritos neste manual.

2. Políticas laboratoriais

Regras gerais do laboratório

- Não comer ou beber no laboratório.
- Usar sempre equipamento de proteção individual (EPI) adequado.
- Siga todas as instruções cuidadosamente e faça perguntas se tiver dúvidas.
- Comunicar imediatamente quaisquer acidentes ou derrames.

Política de assiduidade

A presença nas sessões de laboratório é obrigatória. Os alunos que faltarem a uma sessão devem apresentar documentação válida para marcar uma sessão de laboratório.

Código de vestuário

Os alunos devem usar sempre batas de laboratório, óculos de proteção e sapatos fechados no laboratório.

Conduta em laboratório

Os alunos devem manter um comportamento profissional, respeitar os colegas e aderir a normas éticas em todas as actividades laboratoriais.

3. Equipamentos e materiais

Lista de equipamentos comuns

- Balança analítica
- Medidor de pH
- Espectrofotómetro UV-Vis
- Placa de aquecimento
- Agitador magnético
- Centrifugadora

Reagentes e produtos químicos

- Água destilada
- Cloreto de sódio
- Ácido acético
- Etanol
- Ácido clorídrico

Artigos de vidro e aparelhos

- Copos
- Frascos (Erlenmeyer, volumétricos)
- Cilindros graduados
- Pipetas
- Placas de Petri

4. Experiências de laboratório

Experiência 1: Preparação de soluções padrão

Objetivo: Preparar soluções-padrão de concentrações conhecidas.

Materiais necessários:

- Balança analítica
- Balões volumétricos
- Água destilada
- Reagentes (por exemplo, cloreto de sódio)

Procedimento:

1. Calcule a quantidade de soluto necessária para a concentração desejada.
2. Pesar o soluto com a balança analítica.
3. Transferir o soluto para um balão volumétrico e adicionar água destilada até ao traço de aferição.
4. Misturar bem.

Cálculos: Incluir cálculos de molaridade e factores de diluição.

Discussão: Discutir a importância das soluções padrão na análise quantitativa.

Experiência 2: Identificação de fármacos por cromatografia em camada fina (CCF)

Objetivo: Identificar fármacos desconhecidos através da comparação dos seus factores de retenção (valores Rf) com padrões conhecidos.

Materiais necessários:

- Placas TLC
- Solvente de revelação (por exemplo, acetato de etilo)
- Normas de medicamentos conhecidas

Procedimento:

1. Preparar a placa TLC aplicando pequenas manchas das amostras e dos padrões.
2. Colocar a placa na câmara de revelação com o solvente.
3. Retirar a placa quando a frente de solvente tiver percorrido a distância desejada e visualizar as manchas.

Análise dos resultados: Calcular os valores Rf e compará-los com os valores padrão.

Experiência 3: Determinação do pH de várias soluções

Objetivo: Medir o pH de diferentes soluções utilizando um medidor de pH.

Materiais necessários:

- Medidor de pH
- Soluções tampão
- Amostras (por exemplo, vinagre, sumo de limão)

Procedimento:

1. Calibrar o medidor de pH com soluções tampão.
2. Lavar o elétrodo com água destilada.
3. Medir o pH de cada amostra e registar os resultados.

Registo de dados: Documentar todas as leituras de pH num caderno de laboratório.

Experiência 4: Teste de estabilidade de produtos farmacêuticos

Objetivo: Avaliar a estabilidade de um produto farmacêutico em várias condições.

Materiais necessários:

- Amostras do produto farmacêutico
- Contentores de armazenamento
- Equipamento de controlo da temperatura e da humidade

Procedimento:

1. Armazenar as amostras em diferentes condições (por exemplo, temperatura ambiente, temperatura elevada).
2. Testar amostras a intervalos especificados quanto à potência e ao aspeto.

Interpretação dos resultados: Discutir as implicações dos testes de estabilidade na eficácia farmacêutica.

Experiência 5: Formulação de uma forma de dosagem simples (por exemplo, comprimido)

Objetivo: Formular e avaliar uma forma de dosagem simples para comprimidos.

Materiais necessários:

- Ingrediente farmacêutico ativo (API)
- Excipientes (por exemplo, lactose, amido)
- Prensa de comprimidos

Procedimento:

1. Pesar com exatidão o IFA e os excipientes.
2. Misturar bem os componentes.
3. Comprimir a mistura em comprimidos utilizando uma prensa para comprimidos.
4. Avaliar os comprimidos quanto à dureza, dissolução e uniformidade do conteúdo.

5. Registo e comunicação de dados

Orientações para o caderno de laboratório

Os alunos devem manter um caderno de laboratório para documentar todos os procedimentos, observações e resultados. Os registos devem ser feitos em tempo real, com cabeçalhos e datas claras.

Formato do relatório

Um relatório de laboratório normalizado deve incluir:

- Título
- Objetivo
- Materiais e métodos
- Resultados
- Discussão
- Conclusão

Exemplo de um relatório de laboratório

Para referência, pode ser fornecido um modelo de relatório com anotações para cada secção.

6. Referências e leituras complementares

Uma lista completa de livros didácticos, artigos e recursos online para leitura adicional sobre técnicas laboratoriais, protocolos de segurança e ciências farmacêuticas.

7. Apêndices

Apêndice A: Fichas de dados de segurança (FDS)

- Uma coleção de FDS para reagentes comuns utilizados no laboratório, detalhando os perigos, o manuseamento e as medidas de emergência.

Apêndice B: Guia de disposição e equipamento do laboratório

- Um diagrama da disposição do laboratório, indicando a localização do equipamento essencial e das saídas de emergência.

Este exemplo de manual de laboratório serve como um documento fundamental para os estudantes de farmácia, orientando-os nas suas experiências laboratoriais e promovendo a segurança, a organização e a aprendizagem efectiva.

<u>**Apêndice 2: Lista de controlo de segurança do laboratório**</u>

Lista de controlo de segurança do laboratório

Item	Verificar	Comentári os
Equipamento de proteção individual (EPI)		
1. Óculos de proteção	[ ] Sim [ ] Não	
2. Bata de laboratório (material adequado)	[ ] Sim [ ] Não	
3. Luvas (adequadas às substâncias utilizadas)	[ ] Sim [ ] Não	
4. Proteção facial (se necessário)	[ ] Sim [ ] Não	
Segurança química		
5. Fichas de dados de segurança (FDS) disponíveis	[ ] Sim [ ] Não	
6. Produtos químicos devidamente rotulados	[ ] Sim [ ] Não	
7. Produtos químicos armazenados de acordo com a compatibilidade	[ ] Sim [ ] Não	
8. Contentores de eliminação de resíduos rotulados	[ ] Sim [ ] Não	
Segurança do equipamento		
9. O equipamento é mantido corretamente	[ ] Sim [ ] Não	
10. Interruptores de corte de emergência acessíveis	[ ] Sim [ ] Não	
11. Manual do equipamento disponível para consulta	[ ] Sim [ ] Não	
Preparação para emergências		
12. Estojo de primeiros socorros abastecido e acessível	[ ] Sim [ ] Não	
13. Extintor de incêndio acessível e inspeccionado	[ ] Sim [ ] Não	
14. Estação de lavagem de olhos funcional e acessível	[ ] Sim [ ] Não	
15. Saídas de emergência claramente assinaladas	[ ] Sim [ ] Não	

Segurança geral do laboratório

Item	Verificar	Comentários
16. Não comer ou beber no laboratório	[ ] Sim [ ] Não	
17. Área de laboratório livre de desordem	[ ] Sim [ ] Não	
18. Sinalização adequada dos perigos apresentados	[ ] Sim [ ] Não	
19. Estudantes e pessoal com formação em procedimentos de segurança	[ ] Sim [ ] Não	
20. Realização regular de exercícios de segurança	[ ] Sim [ ] Não	

Instruções de utilização

- Esta lista de controlo deve ser preenchida no início de cada sessão de laboratório.
- Os itens assinalados com "Não" devem ser resolvidos antes de iniciar qualquer trabalho de laboratório.
- A secção de comentários pode ser utilizada para registar questões específicas ou medidas tomadas.

Assinatura

Concluído por:	Nome: [Inserir nome]
	Assinatura:
	Data:

Esta lista de verificação de segurança do laboratório ajuda a garantir que todos os protocolos de segurança são seguidos antes de iniciar as actividades laboratoriais, promovendo um ambiente de trabalho seguro para todo o pessoal.

Student Safety Declaration Form

NAME OF STUDENT :

NAME OF FACULITY SUPERVISOR: \

Particular	Yes	No
1. I have understood the laboratory safety precautions.		
2. I am aware of my health safety responsibilities in the workplace.		
3. I agree to wear the personal protective Equipment (PPE) when require.		
4. I understand that if I am not wearing appropriate PPE, I can be excluded from Laboratory on that day.		
5. I agree to follow all safety procedures explained to me by the Lab lecturer or technician.		
6. I understand that I must not eat food or drink in the Laboratory.		
7. I understand that all accidents, including 'near miss' incidents need to be reported to the faculty Supervisor immediately.		
8. I understand that all faulty broken equipment need to be brought the attention of the Lab technician/ Lab in charge immediately.		
9. I agree to following Good Laboratory practice.		
10. I am following Laboratory Exit procedure in case of emergency.		

Student Signature :

Date :

Modelo de formulário de declaração de segurança do estudante

<u>**Apêndice 3: Modelo de registo de inventário**</u>

Modelo de registo de inventário

Registo de inventário do laboratório

Data	Nome do artigo	Descrição do artigo	Quantidade em stock	Nível de reabastecimento	Nome do fornecedor	Data da encomenda	Quantidade encomendada	Data de receção	Comentários
AAAA-MM-DD	[Exemplo: Cloreto de sódio]	[Exemplo: NaCl, granulado].	[por exemplo, 5 kg].	[por exemplo, 2 kg].	[Nome da empresa fornecedora].	AAAA-MM-DD	[por exemplo, 2 kg].	AAAA-MM-DD	[Notas sobre a utilização ou questões].
AAAA-MM-DD									
AAAA-MM-DD									
AAAA-MM-DD									
AAAA-MM-DD									

Instruções de utilização:

1. **Data**: Registar a data em que a entrada do diário de inventário é feita ou actualizada.
2. **Designação do artigo**: Especificar o nome do produto químico ou do equipamento.
3. **Descrição do artigo**: Forneça uma breve descrição, incluindo a fórmula química, a concentração ou outros pormenores relevantes.
4. **Quantidade em stock**: Indicar a quantidade atual do item em stock.
5. **Nível de encomenda**: Defina a quantidade mínima que desencadeia uma encomenda para garantir níveis de stock suficientes.
6. **Nome do fornecedor**: Liste o nome do fornecedor ou vendedor de quem o item foi comprado.

7. **Data de encomenda**: Registar a data em que o item foi encomendado novamente.
8. **Quantidade pedida**: Especifique a quantidade do item encomendado ao fornecedor.
9. **Data de receção**: Registar a data em que o item encomendado foi recebido no laboratório.
10. **Comentários**: Utilize esta secção para quaisquer notas adicionais relativas à utilização, estado do artigo ou quaisquer problemas encontrados.

Notas adicionais:

- Rever e atualizar regularmente o registo do inventário para manter registos precisos dos fornecimentos e do equipamento.
- Implemente uma rotina (por exemplo, semanal ou mensal) para verificar os níveis de inventário e reordenar os fornecimentos, se necessário.
- Assegurar que todo o pessoal responsável pela gestão do inventário recebe formação sobre os procedimentos de documentação adequados.

Assinatura da pessoa responsável:_______________________
Data:_____________
Instructor/Demonstrator:_________________________ **Date:**_____________

<u>**Apêndice 4: Modelo de relatório de acreditação de acordo com o PCI (Pharmacy Council of India)**</u>

Modelo de relatório de acreditação para [nome da faculdade de farmácia]

Data: [Inserir data]

Elaborado por: [Comité de Acreditação ou Nome do Autor]

Informações de contacto:
[Nome da faculdade de farmácia]
[Endereço]
[Cidade, Estado, CEP]
[Número de telefone]
[Endereço de correio eletrónico]

Índice

1. **Introdução**
2. **Visão geral do programa**
3. **Normas de acreditação de acordo com a PCI**
4. **Conclusões da autoavaliação**
5. **Recomendações**
6. **Conclusão**
7. **Apêndices**
    - Apêndice A: Lista de documentos de apoio
    - Apêndice B: Membros do Comité

1. Introdução

Este relatório apresenta as conclusões da avaliação da acreditação efectuada para o programa de Diploma em Farmácia da [Nome da Faculdade de Farmácia]. A avaliação foi efectuada em conformidade com as diretrizes estabelecidas pelo Conselho de Farmácia da Índia (PCI) para avaliar a qualidade e as normas do ensino da farmácia.

2. Visão geral do programa

- **Nome do programa:** Diploma em Farmácia
- **Duração:** 2 anos
- **Número de alunos matriculados:** [Inserir número]
- **Membros do corpo docente:** [Inserir número]

- **Declaração de missão:**
  [Inserir a declaração de missão do programa].

3. Normas de acreditação de acordo com o PCI

A avaliação foi efectuada com base nas seguintes normas de acreditação impostas pela PCI:

1. **Norma I: Governação e Gestão**
   - Estrutura de governação institucional e práticas de gestão.
2. **Norma II: Conceção e revisão do currículo**
   - Alinhamento do currículo com as diretrizes da PCI e as necessidades do sector.
3. **Norma III: Processo de ensino-aprendizagem**
   - Métodos e práticas utilizados para facilitar uma aprendizagem eficaz.
4. **Norma IV: Avaliação e apreciação**
   - Procedimentos para avaliar o desempenho dos alunos e os resultados do programa.
5. **Norma V: Qualidade do corpo docente**
   - Qualificações, experiência e desenvolvimento profissional dos membros do corpo docente.
6. **Norma VI: Instalações e recursos**
   - Adequação das infra-estruturas, das instalações laboratoriais e dos recursos didácticos.
7. **Norma VII: Apoio e progressão dos alunos**
   - Mecanismos de aconselhamento, apoio e acompanhamento da progressão dos alunos.

4. Conclusões da autoavaliação

Norma I: Governação e Gestão

- A estrutura de governação está bem definida, com funções e responsabilidades claras.
- As reuniões regulares do órgão diretivo asseguram uma tomada de decisões eficaz.

Norma II: Conceção e revisão do currículo

- O currículo está em conformidade com as normas mínimas da PCI para o ensino de farmácia.
- São feitas actualizações regulares com base nas reacções das partes interessadas.

Norma III: Processo de ensino-aprendizagem

- São utilizados métodos de ensino interactivos, incluindo estudos de casos e discussões em grupo.
- A utilização de material didático moderno melhora a experiência de aprendizagem.

Norma IV: Avaliação e apreciação

- Estão em vigor mecanismos de avaliação interna contínua.
- Os exames de fim de semestre reflectem os resultados de aprendizagem definidos no programa de estudos.

Norma V: Qualidade do corpo docente

- Os membros do corpo docente possuem as qualificações necessárias e experiência no sector.
- São realizados programas regulares de desenvolvimento do corpo docente para melhorar as competências de ensino.

Norma VI: Instalações e recursos

- Os laboratórios estão bem equipados com instrumentos e materiais modernos.
- Os recursos da biblioteca incluem livros de texto, revistas e bases de dados online relevantes.

Norma VII: Apoio e progressão dos estudantes

- Estão disponíveis serviços de aconselhamento académico para orientar os estudantes nos seus estudos.
- Existem mecanismos de feedback dos estudantes para avaliar a sua satisfação e progressão.

5. Recomendações

1. **Melhoria do currículo:**
   - Integrar mais exposição prática e colaborações com a indústria no currículo.
2. **Desenvolvimento do corpo docente:**
   - Aumentar a frequência das sessões de formação do corpo docente sobre as tendências emergentes em farmácia.
3. **Atribuição de recursos:**
   - Reforçar o financiamento de actualizações de laboratórios e de recursos digitais para os estudantes.
4. **Reforçar o apoio aos estudantes:**
   - Desenvolver programas de orientação mais estruturados para ajudar à progressão dos estudantes.

6. Conclusão

O programa de Diploma em Farmácia da [Nome da Faculdade de Farmácia] demonstra um compromisso com a manutenção dos padrões da PCI e com o fornecimento de educação de qualidade. As conclusões e recomendações apresentadas neste relatório têm como objetivo facilitar a melhoria contínua e garantir a conformidade com os requisitos de acreditação.

7. Apêndices

Apêndice A: Lista de documentos de apoio

- Programas curriculares
- CVs de docentes
- Dados de desempenho dos alunos
- Relatórios de inspeção das instalações
- Actas das reuniões do órgão de direção

Apêndice B: Membros do Comité

- [Nome], Presidente, [Cargo]
- [Nome], Membro, [Cargo]
- [Nome], Membro, [Cargo]

Assinatura do Presidente do Comité de Acreditação:______________________ **Data:**______________
Assinatura do Diretor do Programa:______________________
Data:______________

Este modelo de relatório de acreditação está estruturado de forma a refletir os requisitos estabelecidos pelo Conselho de Farmácia da Índia (PCI) e serve de orientação para as faculdades de farmácia durante o processo de acreditação.

<u>**Apêndice 5: Modelo de cartão de trabalho para os práticos**</u>

Número do cartão de trabalho	[Inserir número do cartão de trabalho].
Data	[Inserir data]
Elaborado por	[Nome do Demonstrador ou Técnico]

Detalhes do cartão de emprego

Título do emprego	[Inserir o título do cargo, por exemplo, "Experiência prática sobre formulação de medicamentos"].
Departamento	[Inserir nome do departamento].
Localização	[Inserir localização do laboratório].
Supervisor	[Inserir o nome do supervisor].

Descrição da tarefa

Objetivo	[Indicar claramente o objetivo da prática, por exemplo, "Formular e avaliar um creme tópico."].
Materiais necessários	- Lista de materiais, por exemplo, "Ingrediente ativo, emoliente, agente emulsionante, conservantes". - Lista de equipamento, por exemplo, "Balança, copo, misturador, espátula, placa de aquecimento."]

Procedimento

Preparação	- **Reunir todos os materiais e equipamentos** necessários para a prática. **- Rever o procedimento da experiência e as diretrizes de segurança.**
Execução	- Siga os passos descritos no manual de laboratório para a experiência prática. - Registe todas as observações durante a experiência no seu caderno de laboratório.
Limpeza	- Eliminar todos os resíduos de acordo com as normas de segurança do laboratório. - Limpar e guardar corretamente todo o equipamento após a sua utilização.

Precauções de segurança

Precauções	- Usar sempre o EPI adequado (luvas, óculos de proteção, bata de laboratório). - Estar ciente da localização do equipamento de segurança (estação de lavagem de olhos, extintor de incêndio). - Comunicar imediatamente quaisquer derrames ou acidentes ao supervisor.

Controlo e apresentação de relatórios

Tarefas a monitorizar	- Assegurar que são tomadas as medidas corretas dos ingredientes. - Observar as caraterísticas físicas da formulação durante o processo.
Relatórios	- Preencher o caderno de laboratório com todos os dados e observações. - Apresentar ao supervisor um relatório sumário com as conclusões e eventuais problemas encontrados até [inserir prazo].

Assinatura

Preparado por:	Nome: [Inserir nome]
	Assinatura: _________________________ Data:
Avaliado por:	Nome: [Inserir o nome do supervisor]
	Assinatura: _________________________ Data:

Notas

Notas	- Garantir que todos os passos são seguidos de acordo com o cartão de trabalho. - Documentar quaisquer desvios ou resultados inesperados para discussão com o supervisor.

Este exemplo de ficha de trabalho fornece uma estrutura clara para os alunos e instrutores seguirem durante as sessões práticas, garantindo que todos os aspectos da experiência são documentados e monitorizados de forma eficaz.

LABORATORY JOB CARD

Name of the Laboratory:

Name of the Faculty in Charge:

Name of the Lab Technician:

Class ———————————————Subject ————————————————————

Sl no	Date	Name of The Experiment	Starting Time	Ending Time	Remarks	Teachers Signature
1						
2						
3						
4						
5						
6						
7						
8						
9						
10						
11						
12						
13						
14						
15						

Exemplo de cartão de emprego

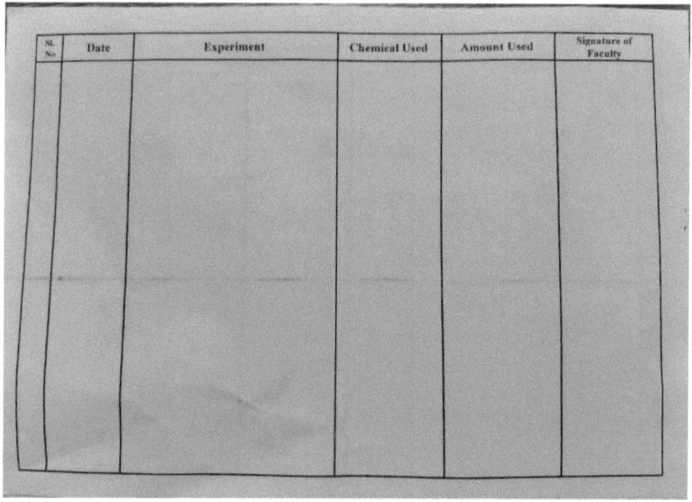

Sl. No	Date	Experiment	Chemical Used	Amount Used	Signature of Faculty

Modelo de diário de bordo experimental

<u>**Apêndice 6: Formulário de requisição de laboratório**</u>

Formulário de requisição de laboratório
Data do pedido: **[Inserir data]**
Solicitado por: **[Nome do requerente]**
Departamento: **[Inserir nome do departamento].**
Número de contacto: **[Inserir número de contacto]**
Correio eletrónico: **[Inserir endereço de correio eletrónico]**

Detalhes do item

Item No.	Descrição do artigo	Quantidade necessária	Unidade	Objetivo
1	[Inserir descrição do item].	[Inserir quantidade].	[por exemplo, unidades, litros].	[Indicar o objetivo, por exemplo, "Para uma experiência sobre a formulação de medicamentos"].
2	[Inserir descrição do item].	[Inserir quantidade].	[por exemplo, unidades, litros].	[Indicar o objetivo].
3	[Inserir descrição do item].	[Inserir quantidade].	[por exemplo, unidades, litros].	[Indicar o objetivo].
4	[Inserir descrição do item].	[Inserir quantidade].	[por exemplo, unidades, litros].	[Indicar o objetivo].
5	[Inserir descrição do item].	[Inserir quantidade].	[por exemplo, unidades, litros].	[Indicar o objetivo].

Aprovação

Solicitado por: **Nome: [Inserir nome]**
    Assinatura: ___________________
    Data: _______________
Aprovado por: **Nome: [Inserir o nome do supervisor]**
    Assinatura: ___________________
    Data: _______________

Notas

Notas adicionais: **[Inserir quaisquer comentários ou instruções adicionais].**

Instruções de utilização

- Preencher corretamente todos os campos obrigatórios.
- Fornecer uma descrição pormenorizada de cada elemento solicitado.
- Obter as aprovações necessárias antes da apresentação.
- Apresentar o formulário preenchido ao diretor do laboratório ou à autoridade designada.

Este formulário de requisição de laboratório ajuda a simplificar o processo de requisição de consumíveis e equipamento, assegurando uma comunicação clara entre departamentos e uma gestão eficiente dos recursos laboratoriais.

<u>**Apêndice 7: Exemplo de procedimento operacional normalizado (POP) para [nome do instrumento]**</u>

Título: Procedimento Operacional Padrão para [Nome do Instrumento]

Número do PON: [Inserir número do PON]

Versão: [Inserir número da versão]

Data de produção de efeitos: [Inserir data de produção de efeitos].

Data de revisão: [Inserir data de revisão]

Elaborado por: [Nome do Preparador]

Aprovado por: [Nome do Aprovador]

1. Objetivo

O objetivo deste PON é fornecer instruções pormenorizadas sobre o funcionamento, a calibração e a manutenção adequados do [Nome do Instrumento], a fim de garantir resultados exactos e fiáveis.

2. Âmbito de aplicação

Este PON aplica-se a todo o pessoal autorizado a utilizar o [Nome do Instrumento] no [Nome do Departamento/Laboratório].

3. Responsabilidades

- **Operador:** Responsável pelo funcionamento correto do instrumento de acordo com este PON.
- **Supervisor:** Assegurar que todos os operadores recebem formação e cumprem os PON.
- **Pessoal de manutenção:** Efetuar regularmente a manutenção e a calibração do instrumento.

4. Equipamentos e materiais

- [Nome do instrumento].
- [Enumerar qualquer equipamento associado, por exemplo, fonte de alimentação, padrões de calibração]
- [Lista de materiais necessários para a operação, por exemplo, reagentes, amostras].

5. Precauções de segurança

- Utilize sempre equipamento de proteção individual (EPI) adequado, como luvas, óculos de proteção e batas de laboratório.
- Estar ciente da localização do equipamento de segurança (estações de lavagem dos olhos, extintores de incêndio).
- Siga todas as fichas de dados de segurança (SDS) dos materiais utilizados com o instrumento.

6. Procedimento

6.1 Preparação

1. **Verificar o instrumento:**
   - Certificar-se de que o instrumento está limpo e sem detritos.
   - Verificar se todos os componentes necessários estão no lugar (por exemplo, eléctrodos, conectores).
2. **Calibração:**
   - Efetuar a calibração antes de cada utilização, seguindo os passos da secção 6.3.
3. **Ligar:**
   - Ligue o instrumento e deixe-o aquecer durante [Inserir tempo de aquecimento].

6.2 Funcionamento

1. **Preparação da amostra:**
   - Preparar as amostras de acordo com o método especificado.
   - Assegurar que as amostras são adequadamente rotuladas.
2. **Definições de entrada:**
   - Definir os parâmetros adequados no instrumento (por exemplo, temperatura, tempo, velocidade).
3. **Executar a experiência:**
   - Siga as diretrizes operacionais de acordo com o manual do instrumento.
   - Monitorizar o processo e registar quaisquer observações.

6.3 Calibração

1. **Frequência de calibração:**
   - Calibrar o instrumento diariamente ou conforme necessário com base na utilização.
2. **Passos de calibração:**
   - Seguir as instruções do fabricante para a calibração.
   - Utilizar padrões de calibração certificados.
   - Registar os resultados da calibração no registo de calibração.

6.4 Encerramento

1. **Desligar:**

- o Desligue o instrumento utilizando o botão de alimentação designado.
2. **Limpar o instrumento:**
   - o Seguir os procedimentos de limpeza de acordo com as diretrizes do fabricante.
3. **Manutenção de registos:**
   - o Registar a utilização e quaisquer problemas no livro de registo do instrumento.

7. Resolução de problemas

Problema	Causa possível	Solução
O instrumento não se liga	Ligação eléctrica solta ou tomada defeituosa	Verifique as ligações de alimentação e tente uma tomada diferente.
Leituras inexactas	Problema de calibração	Recalibrar o instrumento.
Mensagens de erro apresentadas	Definições incorrectas	Consulte o manual do utilizador para obter códigos de erro de resolução de problemas.

8. Documentação

- Todos os resultados e observações devem ser registados no caderno de laboratório.
- Os registos de calibração devem ser mantidos num livro de registo separado.

9. Referências

- [Inserir referências a manuais de instrumentos, fichas de dados de segurança e literatura relevante].

10. Apêndices

- Apêndice A: Registo de manutenção
- Apêndice B: Registo de calibração
- Apêndice C: Registos de formação

Assinatura

Elaborado por: [Nome]
Assinatura: ______________________ **Data:** ________________

Aprovado por: [Nome]
Assinatura: _______________________ **Data:** _______________

Este modelo de PON pode ser adaptado a qualquer instrumento específico utilizado numa farmácia ou num laboratório, assegurando que todos os utilizadores seguem um procedimento consistente de funcionamento e manutenção.

<u>**Apêndice 8: Modelo de livro de registo**</u>

Livro de registo do laboratório

Nome do laboratório: [Inserir nome do laboratório]
Departamento: **[Inserir nome do departamento].**
Preparado por: **[Inserir nome]**
Data de início: **[Inserir data de início]**
Data de fim: **[Inserir data de fim]**

Índice

1. Registos diários
2. Registos de calibração
3. Registos de manutenção
4. Relatórios de incidentes
5. Exercícios e formação em matéria de segurança

1. Registos diários

Data	Tempo	Experiência /Tarefa	Descrição	Realizado por	Resultados/Observações	Assinatura
[Inserir data]	**[Inserir hora].**	[Nome da experiência].	[Breve descrição da tarefa efectuada].	[Nome do operador].	[Resumo dos resultados ou observações].	[Assinatura]
[Inserir data]	**[Inserir hora].**	[Nome da experiência].	[Breve descrição da tarefa efectuada].	[Nome do operador].	[Resumo dos resultados ou observações].	[Assinatura]
[Inserir data]	**[Inserir hora].**	[Nome da experiência].	[Breve descrição da tarefa efectuada].	[Nome do operador].	[Resumo dos resultados ou observações].	[Assinatura]

2. Registos de calibração

Data	Instrumento	Padrão de Calibração	Resultados da calibração	Realizado por	Prazo para a próxima calibração	Assinatura
[Inserir data]	[Nome do instrumento].	[Padrão de Calibração]	[Resultados]	[Nome do operador].	[Data de vencimento]	[Assinatura]
[Inserir data]	[Nome do instrumento].	[Padrão de Calibração]	[Resultados]	[Nome do operador].	[Data de vencimento]	[Assinatura]
[Inserir data]	[Nome do instrumento].	[Padrão de Calibração]	[Resultados]	[Nome do operador].	[Data de vencimento]	[Assinatura]

3. Registos de manutenção

Data	Instrumento	Tipo de manutenção	Realizado por	Notas/Problemas encontrados	Próximo prazo de manutenção	Assinatura
[Inserir data]	[Nome do instrumento].	[Tipo de manutenção].	[Nome do operador].	[Quaisquer questões ou acções tomadas].	[Data de vencimento]	[Assinatura]
[Inserir data]	[Nome do instrumento].	[Tipo de manutenção].	[Nome do operador].	[Quaisquer questões ou acções tomadas].	[Data de vencimento]	[Assinatura]
[Inserir data]	[Nome do instrumento].	[Tipo de manutenção].	[Nome do operador].	[Quaisquer questões ou acções	[Data de vencimento]	[Assinatura]

					tomadas] .		

4. Relatórios de incidentes

Data	Tempo	Tipo de incidente	Descrição	Relatado por	Medidas tomadas	Acompanhamento necessário	Assinatura
[Inserir data]	[Inserir hora].	[Tipo de incidente].	[Breve descrição do incidente].	[Nome]	[Medidas tomadas em resposta ao incidente].	[Sim/Não]	[Assinatura]
[Inserir data]	[Inserir hora].	[Tipo de incidente].	[Breve descrição do incidente].	[Nome]	[Medidas tomadas em resposta ao incidente].	[Sim/Não]	[Assinatura]

5. Treinos e exercícios de segurança

Data	Tipo de exercício/treino	Participantes	Conduzido por	Resultados/ Notas	Assinatura
[Inserir data]	[Tipo de exercício/treino].	[Nomes dos participantes].	[Nome do instrutor].	[Resumo do resultado do exercício/formação].	[Assinatura]
[Inserir data]	[Tipo de exercício/treino].	[Nomes dos participantes].	[Nome do instrutor].	[Resumo do resultado do exercício/formação].	[Assinatura]

Instruções de utilização

- **Registos diários:** Registar todas as experiências, observações e tarefas realizadas diariamente.
- **Registos de calibração:** Documentar as datas de calibração, as normas e os resultados de cada instrumento.
- **Registos de manutenção:** Manter um registo de toda a manutenção efectuada em instrumentos e equipamento.
- **Relatórios de incidentes:** Comunicar quaisquer incidentes ou acidentes, incluindo as medidas tomadas e o seguimento necessário.
- **Exercícios e formação de segurança:** Documentar todos os exercícios de segurança e sessões de formação efectuados.

Este livro de registo de amostras fornece uma forma estruturada de documentar as actividades laboratoriais, assegurando a manutenção de registos precisos e a responsabilização no ambiente laboratorial.

<u>**Apêndice 9: Modelo de rotulagem de uma preparação medicamentosa**</u>

Rótulo do produto acabado

Informações	Detalhes
Nome do produto	[Nome do produto].
Número do lote	[Número do lote].
Data de fabrico (data de fabrico)	[DD/MM/AAAA]
Data de expiração (Data de expiração)	[DD/MM/AAAA]
Forma de dosagem	[Comprimido / Cápsula / Líquido / Pomada, etc.].
Força/Concentração	[por exemplo, 500 mg, 5% p/v]
Quantidade/Volume	[Número de comprimidos/cápsulas ou volume em ml]
Condições de armazenamento	[por exemplo, Armazenar a uma temperatura inferior a 25°C, Proteger da luz].
Nome e endereço do fabricante	[Nome e endereço completo do fabricante].
Aprovações regulamentares/número de licença	[Número de licença ou de registo].
Instruções de utilização	[Tomar um comprimido por dia com água]
Precauções/Avisos	[Por exemplo, Manter fora do alcance das crianças].

Pontos-chave para a rotulagem:

- **Clareza:** O rótulo deve ser claro, legível e impresso num tamanho de letra facilmente legível.
- **Língua:** Utilizar uma linguagem adequada ao público-alvo ou aos requisitos regulamentares.
- **Conformidade regulamentar:** O rótulo deve estar em conformidade com as normas regulamentares locais e internacionais, incluindo a inclusão de números de licença e avisos obrigatórios.

<u>**Apêndice 10: Método rápido de preparação da solução**</u>

Este guia fornece um método passo a passo para a preparação rápida e precisa de soluções num ambiente laboratorial.

Método passo a passo para a preparação da solução

Etapa	Ação	Detalhes
1. Determinar a concentração necessária	Definir a concentração (por exemplo, molaridade, percentagem) e o volume da solução necessária.	Exemplo: Preparar 100 mL de solução 1 M de NaCl.
2. Calcular a quantidade de soluto	Utilize a fórmula para calcular a quantidade de soluto necessária com base na concentração desejada.	Fórmula: Molaridade (M) = moles de soluto / litros de solução.
3. Pesar o Soluto	Pesar com exatidão a quantidade necessária de soluto utilizando uma balança analítica.	Exemplo: Para uma solução 1 M de NaCl (58,44 g/mol), pesar 58,44 g para 1 L.
4. Escolher o solvente adequado	Selecionar o solvente (normalmente água destilada ou desionizada). Assegurar a pureza do solvente.	A água é o solvente mais comum utilizado nas soluções aquosas.
5. Adicionar o Soluto ao Solvente	Adicionar lentamente o soluto a uma porção do solvente (não a todo o volume).	Isto garante uma melhor dissolução e evita a formação de grumos.
6. Dissolver o Soluto	Agitar a mistura com um agitador magnético ou manualmente até que o soluto se dissolva completamente.	Se necessário, pode ser aplicado calor, mas evite o sobreaquecimento.
7. Transferir para um balão volumétrico	Transferir a solução para um balão volumétrico e diluir até ao volume final desejado.	Exemplo: Transferir para um balão de 100 mL e diluir até ao traço com água.
8. Misturar a solução	Inverter ou agitar o frasco para assegurar uma mistura completa da solução.	A homogeneidade é crucial para obter resultados exactos nas experiências.
9. Rotular a solução	Rotular claramente o recipiente com o nome da solução, a	Incluir qualquer informação sobre segurança ou

<table>
<tr><td>concentração e a data de preparação.</td><td>armazenamento, se aplicável.</td></tr>
</table>

Exemplos de cálculos para soluções comuns:

1. **Preparação da solução molar (M):**
   - **Fórmula:** M = (gramas de soluto) / (peso molecular × volume da solução em litros)
   - **Exemplo:** Para preparar uma solução de NaCl 0,5 M, pesar 29,22 g de NaCl e dissolver em água para obter 1 L de solução.
2. **Percentagem de preparação da solução (% p/v):**
   - **Fórmula:** % p/v = (gramas de soluto / volume da solução em mL) × 100
   - **Exemplo:** Para preparar uma solução de NaCl a 10%, dissolver 10 g de NaCl em 100 mL de água.
3. **Diluição da solução de reserva:**
   - **Fórmula:** $C_1V_1 = C_2V_2$
   - **Exemplo:** Para diluir HCl 1 M para 0,1 M, tomar 10 mL da solução 1 M e diluí-la para 100 mL com água.

Notas importantes:

- **Exatidão:** Assegurar a exatidão das medições, especialmente em trabalhos analíticos.
- **Segurança:** Usar EPI (Equipamento de Proteção Individual) adequado, especialmente quando manusear substâncias corrosivas ou tóxicas.
- **Documentação:** Documentar sempre a concentração, o volume, a data de preparação e o nome da pessoa que prepara a solução.

Este método garante que as soluções são preparadas com precisão e eficiência, adequadas para experiências e análises laboratoriais.

Solution Formulas Table

Term	Formula	Explanation
Molarity (M)	$M = \dfrac{\text{moles of solute}}{\text{volume of solution (L)}}$	Number of moles of solute per liter of solution.
Molality (m)	$m = \dfrac{\text{moles of solute}}{\text{mass of solvent (kg)}}$	Number of moles of solute per kilogram of solvent.
Normality (N)	$N = \dfrac{\text{gram equivalents of solute}}{\text{volume of solution (L)}}$	Number of equivalents per liter of solution. Used in acid-base and redox reactions.
Dilution	$C_1 V_1 = C_2 V_2$	For dilution, where C_1 and C_2 are the initial and final concentrations, and V_1, V_2 are volumes.
Percentage (w/v)	$\dfrac{\text{weight of solute}}{\text{volume of solution}} \times 100$	For weight/volume percentage solutions. Represents the mass of solute in 100 mL of solution.
Buffer	Henderson-Hasselbalch Equation: $pH = pK_a + \log \dfrac{A}{HA}$	Used to prepare buffer solutions where $[A]$ is the concentration of the base, and $[HA]$ is the acid.

<u>**Apêndice 11: Identificação rápida de matérias-primas no laboratório de farmacognosia**</u>

A farmacognosia envolve o estudo de matérias-primas naturais, nomeadamente plantas, para fins medicinais. A identificação rápida das matérias-primas é essencial para garantir a autenticidade e a qualidade dos produtos naturais num laboratório. Aqui está um guia para a identificação rápida utilizando caraterísticas e métodos comuns.

Principais caraterísticas para a identificação de matérias-primas:

Caraterística	Método/Observação	Exemplo
Propriedades organolépticas	Utilizar os sentidos (visão, olfato, paladar, tato) para examinar a matéria-prima.	**Cor:** Verde para folhas de hortelã secas **Cheiro:** Aromático a hortelã-pimenta **Sabor:** Amargo com casca de quinino.
Exame macroscópico	Observar a forma, o tamanho, a textura da superfície e a cor à luz natural.	**Forma:** Estrutura curva em casca de *Cinchona* **Tamanho:** Rizomas grandes para *Gengibre*.
Exame Microscópico	Utilizar um microscópio para observar estruturas celulares como tricomas, estomas, fibras e cristais.	**Tricomas:** Presentes na Datura **Cristais de oxalato de cálcio:** Presentes no *Ruibarbo*.
Testes químicos	Realizar testes qualitativos rápidos para detetar constituintes activos específicos.	**Teste dos alcalóides:** Reagente de Dragendorff para deteção de precipitado vermelho-alaranjado em alcalóides (por exemplo, *Cinchona*) **Teste de saponinas:** Formação de espuma em *alcaçuz*.
Análise de medicamentos em pó	Observar as caraterísticas da forma pulverulenta ao microscópio ou por observação física.	**Cor:** Amarelado *a* cúrcuma **Textura:** Fibrosa no *Senna*.

Ensaios de solubilidade	Verificar a solubilidade em solventes como a água, o álcool ou o clorofórmio.	**Solubilidade em água:** As gomas e mucilagens dissolvem-se completamente.
Análise de Fluorescência	Examinar sob luz UV após tratamento com produtos químicos.	**Exemplo:** *A Amla* (groselha indiana) em pó apresenta fluorescência verde sob luz UV.
Caraterísticas físicas	Avaliar a dureza, a fragilidade e a fibrosidade.	**Exemplo:** *O gengibre* é fibroso, enquanto *o Aloé* é suculento e húmido.
Ensaio de fratura	Partir um pedaço para observar como se fratura (por exemplo, liso, fibroso ou com farpas).	**Exemplo:** A casca *da Quillaja* apresenta uma fratura em lascas.
Teste de teor de humidade	Aquecer uma pequena amostra para verificar a perda de humidade.	**Exemplo:** As folhas *de Neem* secas devem ter um baixo teor de humidade.

Exemplos de identificação de matérias-primas em farmacognosia:

1. **Gengibre (Zingiber officinale)**
   - o **Caraterísticas organolépticas:** Aromático, sabor picante, textura fibrosa.
   - o **Caraterísticas Macroscópicas:** Rizomas com cicatrizes em forma de anel, interior amarelado.
   - o **Caraterísticas Microscópicas:** Presença de grãos de amido.
   - o **Teste químico:** Cor azul-preta com teste de iodo para amido.
2. **Casca de Cinchona (Cinchona spp.)**
   - o **Caraterísticas organolépticas:** Sabor amargo.
   - o **Caraterísticas Macroscópicas:** Casca curva e espessa com estrias longitudinais distintas.
   - o **Caraterísticas Microscópicas:** Cristais e fibras de oxalato de cálcio.
   - o **Teste químico:** Precipitado vermelho-alaranjado com o reagente de Dragendorff para alcalóides.
3. **Alcaçuz (Glycyrrhiza glabra)**
   - o **Caraterísticas organolépticas:** Sabor doce.
   - o **Caraterísticas Macroscópicas:** Raiz cilíndrica com rugas longitudinais.
   - o **Caraterísticas Microscópicas:** Raios medulares, vasos do xilema.

- o **Teste químico:** Teste de espumação para saponinas.
4. **Hortelã-pimenta (Mentha piperita)**
   - o **Caraterísticas organolépticas:** Forte odor e sabor a menta.
   - o **Caraterísticas Macroscópicas:** Margens das folhas serrilhadas, folhas verde-escuras.
   - o **Caraterísticas Microscópicas:** Tricomas glandulares, estomas diacíticos.
   - o **Teste químico:** Sensação de arrefecimento devido ao mentol.
5. **Aloé (Aloé vera)**
   - o **Caraterísticas organolépticas:** Mucilaginoso, sabor amargo.
   - o **Caraterísticas Macroscópicas:** Folhas grossas e suculentas com bordos serrilhados.
   - o **Caraterísticas Microscópicas:** Feixes vasculares, células mucilaginosas.
   - o **Teste químico:** Cor amarela com o teste de Borntrager para antraquinonas.

Notas importantes para uma identificação rápida:

- **Utilizar primeiro os testes organolépticos:** A avaliação sensorial é, na maioria dos casos, o método mais rápido para identificar as matérias-primas.
- **Exame microscópico:** Ajuda a confirmar o material vegetal, revelando estruturas celulares distintas.
- **Testes químicos:** Realizar testes simples para detetar constituintes activos como alcalóides, saponinas, taninos, etc.
- **Documentação:** Anotar sempre os resultados de cada teste para referência futura e garantir que as matérias-primas cumprem as normas de qualidade.

Seguindo este guia, as matérias-primas podem ser identificadas de forma rápida e precisa num laboratório de farmacognosia, assegurando uma utilização adequada nas preparações medicinais.

<u>**Apêndice 12: Método rápido de identificação de bactérias**</u>

A identificação rápida de bactérias num laboratório é crucial para o diagnóstico, investigação e controlo de qualidade em microbiologia. Segue-se um guia passo-a-passo que descreve os métodos comuns e rápidos utilizados para a identificação de bactérias.

Métodos de identificação bacteriana passo a passo

Etapa	Método	Detalhes
1. Recolha de amostras	Recolher a amostra bacteriana a partir de uma fonte adequada (zaragatoa, água, etc.).	Devem ser utilizadas técnicas estéreis para evitar a contaminação.
2. Coloração de Gram	Efetuar uma coloração de Gram para diferenciar as bactérias em Gram-positivas ou Gram-negativas.	**As bactérias Gram-positivas** coram a roxo (por exemplo, *Staphylococcus*) **As bactérias Gram-negativas** coram a rosa (por exemplo, *E. coli*).
3. Observação da morfologia	Examinar a forma e a disposição das bactérias ao microscópio.	**Cocos:** esféricos (por exemplo, *Streptococcus*) **Bacilos:** Em forma de bastonete (por exemplo, *Bacillus*) **Spirilla:** Espiral (por exemplo, *Spirillum*).
4. Cultura em placas de ágar	Cultivar as bactérias em meios selectivos para observar a morfologia das colónias e as caraterísticas de crescimento.	**Ágar MacConkey:** Diferencia bactérias Gram-negativas **Ágar sangue:** Identifica a atividade hemolítica.
5. Testes bioquímicos	Efetuar testes bioquímicos rápidos para identificar as propriedades metabólicas.	**Teste da catalase:** As bolhas indicam bactérias catalase-positivas (por exemplo, *Staphylococcus*) **Teste da oxidase:** A mudança de cor púrpura indica bactérias oxidase-positivas (por exemplo, *Pseudomonas*).
6. Testes de motilidade	Utilizar ágar de montagem húmida ou	**Móvel:** Movimento visto ao microscópio ou

	ágar de motilidade para verificar se as bactérias são móveis.	turvação do ágar de motilidade (por exemplo, *E. coli*).
7. Testes enzimáticos rápidos	Efetuar testes enzimáticos para detetar enzimas bacterianas específicas.	**Teste da urease:** A cor rosa indica bactérias urease-positivas (por exemplo, *Proteus*).
8. Ensaios de fermentação do açúcar	Testar a capacidade das bactérias para fermentar diferentes açúcares como a glucose, a lactose, etc.	**Cor amarela em caldo vermelho de fenol:** Indica a fermentação de açúcar (por exemplo, *E. coli* fermenta a lactose).
9. Testes de antigénios ou anticorpos	Utilizar testes rápidos de antigénios ou anticorpos para identificar as estirpes bacterianas (se disponíveis).	**Exemplo:** Testes rápidos de antigénio para *Streptococcus* em esfregaços de garganta.
10. Teste de sensibilidade aos antibióticos	Utilizar o método de difusão em disco (Kirby-Bauer) para testar a sensibilidade das bactérias aos antibióticos.	Os padrões de sensibilidade aos antibióticos ajudam a confirmar a identidade bacteriana e a orientar o tratamento.

Testes bioquímicos comuns para identificação bacteriana:

Nome do teste	Objetivo	Resultado positivo	Exemplo
Teste da catalase	Detecta a presença da enzima catalase.	Bolhas (produção de O_2)	*Staphylococcus* (positivo)
Teste da oxidase	Detecta a enzima citocromo c oxidase.	Mudança de cor púrpura	*Pseudomonas aeruginosa* (positivo)
Teste do indole	Detecta a atividade da enzima triptofanase.	Anel vermelho na parte superior do meio	*E. coli* (positivo)
Teste da urease	Detecta a capacidade de hidrolisar a ureia.	Mudança de cor rosa	*Proteus vulgaris* (positivo)
Teste de utilização de citrato	Testa a capacidade de utilizar citrato como fonte de carbono.	Mudança de cor azul no meio	*Klebsiella pneumoniae* (positivo)

Testes de fermentação do açúcar	Determina a capacidade de fermentar açúcares.	Cor amarela no meio (produção de ácido)	*A E. coli* fermenta a lactose

Identificação rápida de bactérias comuns:

1. **Escherichia coli (E. coli)**
   - **Reação de Gram:** Gram-negativo.
   - **Forma:** Em forma de bastonete (bacilos).
   - **Testes:** Fermentação da lactose (positivo), teste do indole (positivo), catalase (positivo), oxidase (negativo).
   - **Aspeto das colónias:** Colónias cor-de-rosa em ágar MacConkey.
2. **Staphylococcus aureus**
   - **Reação de Gram:** Gram-positivo.
   - **Forma:** Esférica (cocos) em grupos.
   - **Testes:** Catalase (positivo), Coagulase (positivo).
   - **Aspeto das colónias:** Colónias amarelo-douradas em ágar nutriente.
3. **Pseudomonas aeruginosa**
   - **Reação de Gram:** Gram-negativo.
   - **Forma:** Em forma de bastonete (bacilos).
   - **Testes:** Oxidase (positivo), utilização de citrato (positivo), fermentador sem lactose em ágar MacConkey.
   - **Aspeto da colónia:** Pigmento azul-esverdeado em ágar nutriente.
4. **Streptococcus pyogenes**
   - **Reação de Gram:** Gram-positivo.
   - **Forma:** Esférica (cocos) em cadeia.
   - **Testes:** Catalase (negativo), Beta-hemólise em ágar sangue.
   - **Aspeto da colónia:** Hemólise clara em ágar sangue.
5. **Proteus mirabilis**
   - **Reação de Gram:** Gram-negativo.
   - **Forma:** Em forma de bastonete (bacilos).
   - **Testes:** Urease (positivo), Indole (negativo).
   - **Aspeto da colónia:** Motilidade de enxameação em ágar nutriente.

Notas importantes para uma identificação rápida das bactérias:

- **Coloração de Gram:** Este é o primeiro e mais importante passo na identificação bacteriana.
- **Testes bioquímicos:** Utilizar uma combinação de testes para confirmar a identidade bacteriana.

- **Morfologia das colónias:** Observar colónias de bactérias quanto à cor, forma e tamanho em diferentes meios.
- **Segurança:** Praticar sempre técnicas assépticas e usar equipamento de proteção individual (EPI) adequado.

Este método fornece uma abordagem rápida e sistemática para a identificação de bactérias num laboratório de microbiologia, garantindo resultados precisos e fiáveis.

<u>**Apêndice 13: Guia rápido para o software de farmacologia**</u>

O software de farmacologia é amplamente utilizado para a descoberta e desenvolvimento de medicamentos, simulações e análise de dados. Estas ferramentas ajudam os investigadores, os clínicos e os estudantes a compreender os mecanismos dos medicamentos, a farmacocinética (PK), a farmacodinâmica (PD) e outros aspectos farmacológicos. Segue-se um guia rápido do software de farmacologia mais utilizado e das suas principais funções.

Software de farmacologia comum e suas utilizações

Software	Objetivo	Caraterísticas principais
PK-Sim	Simulações de farmacocinética e farmacodinâmica (PK/PD)	- Modelos ADME (absorção, distribuição, metabolismo, excreção) - Previsão de interações medicamentosas - Simulações baseadas na população
GastroPlus	Modelação PBPK (farmacocinética de base fisiológica)	- Simula a absorção e a disposição dos medicamentos - Prevê a biodisponibilidade - Modela diferentes formas de dosagem (comprimidos, cápsulas, etc.)
PharmGKB	Base de conhecimentos de farmacogenómica	- Fornece interações medicamento-gene - Informações sobre medicina personalizada - Dados de resposta a medicamentos com base em variações genéticas
AutoDock	Docagem molecular para a descoberta de medicamentos	- Prevê a forma como pequenas moléculas, como os fármacos, se ligam a um recetor - Visualiza os resultados da ancoragem - Apoia o rastreio virtual de candidatos a fármacos
PASS Online	Previsão de espectros de atividade para substâncias	- Prevê a atividade biológica dos compostos

		químicos - Avalia as propriedades farmacológicas - Fornece dados sobre a toxicidade e as interações medicamentosas
OpenPharma	Análise e visualização de dados de farmacologia	- Oferece gestão de dados farmacológicos - Análise gráfica dos efeitos e interações dos medicamentos - Auxilia na farmacovigilância
DruLiTo	Previsão da semelhança com o fármaco e das propriedades moleculares	- Analisa as propriedades das moléculas semelhantes a medicamentos - Fornece informações sobre a Regra dos Cinco de Lipinski - Avalia as propriedades ADME
Suite Schrödinger	Modelação e simulação molecular para a conceção de medicamentos	- Fornece acoplamento de ligandos e modelação de proteínas - Prevê a afinidade de ligação - Simula reacções químicas para a conceção de medicamentos
Simcyp	Software de modelação e simulação PBPK	- Simula as interações medicamentosas - Modela os efeitos em diferentes populações (por exemplo, pediatria, geriatria) - Utilizado para apresentações regulamentares
MOE (Ambiente Operacional Molecular)	Descoberta de medicamentos e análise da interação proteína-ligando	- Oferece ferramentas de quiminformática e bioinformática - Fornece simulações de acoplamento

		- Gera modelos farmacóforos
KNIME	Plataforma de código aberto para análise de dados e aprendizagem automática em farmacologia	- Oferece fluxos de trabalho para a descoberta de medicamentos - Integra ferramentas de quiminformática e bioinformática - Analisa dados de rastreio de elevado rendimento

Principais caraterísticas do software de farmacologia

1. **Modelação PK/PD**: Software como o **PK-Sim** e o **GastroPlus** oferecem simulações de farmacocinética e farmacodinâmica, prevendo a forma como os medicamentos se comportam no organismo ao longo do tempo. Ajudam a compreender as formas de dosagem, a biodisponibilidade e as janelas terapêuticas.
2. **Docagem molecular**: Ferramentas como o **AutoDock** e o **Schrödinger Suite** permitem aos utilizadores prever a forma como os medicamentos se ligam às suas proteínas ou receptores alvo, fornecendo informações sobre a eficácia dos medicamentos e potenciais interações.
3. **Farmacogenómica**: Software como o **PharmGKB** centra-se na variabilidade genética e na forma como esta influencia as respostas aos medicamentos, ajudando na medicina personalizada ao prever a eficácia dos medicamentos e os potenciais efeitos secundários com base nos perfis genéticos.
4. **Conceção de medicamentos**: Plataformas como o **MOE** e o **Schrödinger Suite** fornecem ferramentas para a conceção de novos fármacos, analisando as suas propriedades moleculares e prevendo as suas interações com alvos biológicos.
5. **Toxicidade e semelhança com medicamentos**: Programas como o **PASS Online** e o **DruLiTo** prevêem a atividade biológica e a semelhança com medicamentos de compostos químicos, ajudando os investigadores a evitar candidatos a medicamentos potencialmente tóxicos ou inviáveis no início do desenvolvimento.

Como escolher o software correto:

- **Para a descoberta de medicamentos:** Utilizar o **AutoDock** ou o **Schrödinger Suite** para o acoplamento molecular e a conceção de medicamentos.

- **Para Farmacocinética (PK) e Farmacodinâmica (PD):** Escolha **PK-Sim, GastroPlus** ou **Simcyp** para modelar ADME e interações medicamentosas.
- **Para uma medicina personalizada:** Utilize **o PharmGKB** para integrar dados farmacogenómicos nas decisões de terapia medicamentosa.
- **Para previsão de ADME:** Ferramentas como **DruLiTo** e **PASS Online** podem prever a absorção, distribuição, metabolismo, excreção e toxicidade de medicamentos.
- **Para apresentações regulamentares: O Simcyp** e o **GastroPlus** são frequentemente utilizados para apoiar a apresentação de medicamentos às autoridades reguladoras, como a FDA.

Conselhos rápidos para a utilização de software de farmacologia:

- **Entrada de dados:** Certifique-se de que tem dados químicos ou biológicos exactos para introduzir para obter previsões fiáveis.
- **Definições de simulação:** Ajuste os parâmetros com base no medicamento, forma de dosagem e população específicos para obter resultados precisos.
- **Validação:** Validar sempre que possível as previsões computacionais com dados experimentais ou clínicos.
- **Formação:** Algumas ferramentas de software requerem formação para uma utilização eficaz, especialmente para modelação avançada (por exemplo, **Schrödinger Suite** ou **Simcyp**).

Este guia rápido fornece uma visão geral das ferramentas de software de farmacologia e das suas principais funções, ajudando os investigadores e profissionais a selecionar as ferramentas certas para as suas necessidades na investigação, desenvolvimento e análise de medicamentos.

<u>**Apêndice 14: Guia rápido do software de química medicinal**</u>

O software de química medicinal é essencial na descoberta e desenvolvimento de medicamentos, ajudando em tarefas como a modelação molecular, a análise da relação estrutura-atividade (SAR) e as previsões ADME/Tox. Estas ferramentas aceleram a identificação de compostos principais, optimizam os candidatos a medicamentos e prevêem as suas propriedades farmacocinéticas. Segue-se um guia rápido do software de química medicinal mais utilizado e das suas funcionalidades.

Software comum de Química Medicinal e suas utilizações

Software	Objetivo	Caraterísticas principais
Suite Schrödinger	Modelação molecular e conceção de medicamentos	- Fornece simulações de acoplamento - Prevê a afinidade de ligação - Suporta rastreio virtual para identificação de resultados
MOE (Ambiente Operacional Molecular)	Descoberta de medicamentos, modelação molecular e análise SAR	- Oferece conceção de medicamentos baseada na estrutura - Prevê propriedades ADME/Tox - Gera modelos farmacóforos
ChemDraw	Desenho e visualização de estruturas químicas	- Permite desenhar facilmente a estrutura química - Integra-se com bases de dados de quiminformática - Suporta a representação de mecanismos de reação
SPARTAN	Química computacional e modelação molecular	- Efectua cálculos químicos quânticos - Prevê propriedades moleculares e reatividade - Optimiza estruturas de medicamentos
Estúdio Discovery	Docking proteína-ligando, SAR e análise QSAR	- Suporta simulações de acoplamento recetor-ligando

		- Inclui modelação quantitativa da relação estrutura-atividade (QSAR) - Oferece ferramentas de previsão ADME
ChemAxon	Informática química, análise de dados e conceção baseada na estrutura	- Fornece cálculos de propriedades químicas - Suporta a análise SAR - Permite a gestão de bases de dados para bibliotecas de compostos
LigandScout	Modelação de farmacóforos e conceção de fármacos	- Identifica farmacóforos de complexos ligando-recetor - Suporta o rastreio virtual de bibliotecas de fármacos - Visualiza os principais pontos de interação para a otimização de pistas
OpenEye	Modelação molecular e quiminformática	- Efectua o rastreio virtual de grandes bibliotecas de compostos - Proporciona uma ancoragem molecular flexível - Inclui ferramentas para otimização de pistas
Biovia Materials Studio	Modelação de materiais e simulações moleculares	- Simula o comportamento molecular - Ajuda na formulação e conceção de medicamentos - Suporta computação de alto desempenho para simulações complexas
Gaussiano	Modelação química quântica e análise molecular	- Efectua cálculos ab initio, DFT e semi-empíricos - Prevê propriedades moleculares como o momento de dipolo e a energia - Simula reacções

		químicas e interações medicamentosas
KNIME	Análise de dados e aprendizagem automática para a quiminformática	- Suporta o rastreio virtual de elevado rendimento - Integra algoritmos de aprendizagem automática - Analisa os dados SAR para a identificação de pistas

Principais caraterísticas do software de química medicinal

1. **Docagem molecular e rastreio virtual**: Programas como o **Schrödinger Suite**, o **LigandScout** e o **OpenEye** são amplamente utilizados para a ligação de pequenas moléculas a alvos biológicos. Permitem o rastreio virtual de grandes bibliotecas de compostos para identificar potenciais candidatos a medicamentos.
2. **Relação Estrutura-Atividade (SAR) e Análise QSAR**: Software como o **Discovery Studio** e o **MOE** permite a análise de dados de SAR e de SAR quantitativa (QSAR) para prever a forma como as modificações estruturais de uma molécula afectam a sua atividade biológica.
3. **Modelação de farmacóforos**: Ferramentas como o **LigandScout** e o **MOE** ajudam a identificar as principais caraterísticas moleculares (farmacóforos) que são essenciais para as interações fármaco-alvo, orientando a conceção de candidatos a fármacos mais eficazes.
4. **Previsões ADME/Tox**: As previsões de ADME (absorção, distribuição, metabolismo, excreção) e toxicidade são cruciais para avaliar o perfil farmacocinético dos candidatos a medicamentos. **O MOE, o ChemAxon e o Discovery Studio** fornecem ferramentas in silico para estimar essas propriedades no início do desenvolvimento do medicamento.
5. **Cálculos Químicos Quânticos: O Gaussian** e o **SPARTAN** são utilizados para prever propriedades moleculares, otimizar estruturas de medicamentos e simular reacções químicas utilizando métodos de mecânica quântica, permitindo uma compreensão mais profunda das interações moleculares.
6. **Cheminformática e gestão de dados: O ChemAxon** e o **KNIME** fornecem soluções de cheminformatics, permitindo o armazenamento, a recuperação e a análise de estruturas e dados químicos. Apoiam a otimização de pistas através da integração da aprendizagem automática e da análise de dados.

Casos de utilização populares de software de química medicinal:

1. **Identificação e otimização de pistas:**
   - **O Schrödinger Suite** e o **MOE** são normalmente utilizados para acoplar potenciais candidatos a medicamentos a alvos biológicos e otimizar as suas afinidades de ligação. O rastreio virtual de bibliotecas ajuda a identificar rapidamente pistas promissoras.
2. **Modelação de farmacóforos:**
   - **O LigandScout** ajuda a identificar as caraterísticas farmacofóricas das proteínas ligadas a ligandos, facilitando a conceção de moléculas que se ajustam ao modelo farmacofórico e que apresentam potencialmente uma maior eficácia.
3. **Modelação QSAR:**
   - **O Discovery Studio** e o **KNIME** permitem aos investigadores construir modelos QSAR que correlacionam a estrutura química com a atividade biológica, ajudando na previsão da atividade de novos compostos.
4. **Previsão ADME/Tox:**
   - **O MOE** e o **ChemAxon** fornecem ferramentas preditivas para ADME e toxicidade, permitindo a filtragem precoce de candidatos a medicamentos com perfis farmacocinéticos fracos, poupando assim tempo e recursos no desenvolvimento de medicamentos.
5. **Visualização de estruturas químicas:**
   - **O ChemDraw** e o **SPARTAN** são indispensáveis para visualizar estruturas químicas, prever propriedades moleculares e explorar mecanismos de reação no contexto da química medicinal.

Como escolher o software de química medicinal correto:

- **Para a descoberta de medicamentos e otimização de pistas: Schrödinger Suite, MOE** e **LigandScout** são ideais para docagem molecular, modelação de farmacóforos e análise SAR.
- **Para modelação química quântica: O Gaussian** e o **SPARTAN** são preferidos para cálculos mecânicos quânticos detalhados e para prever o comportamento molecular.
- **Para previsões ADME/Tox: O MOE,** o **ChemAxon** e o **Discovery Studio** oferecem ferramentas fiáveis para previsões precoces de propriedades farmacocinéticas.
- **Para desenho de estruturas e análise de reacções: O ChemDraw** e o **SPARTAN** são amplamente utilizados para a visualização de estruturas químicas e para a compreensão de mecanismos de reação.
- **Para gestão de dados e integração de aprendizagem automática: O KNIME** e o **ChemAxon** fornecem poderosas capacidades de análise de

dados e de quiminformática para gerir grandes conjuntos de dados
químicos e integrar algoritmos de aprendizagem automática.

Conselhos rápidos para a utilização de software de química medicinal:

- **Qualidade de entrada:** A introdução de estruturas moleculares e dados
  experimentais exactos melhora a precisão da previsão.
- **Integração de várias ferramentas:** A combinação de diferentes
  ferramentas de software (por exemplo, a utilização do **Schrödinger**
  para a docagem e **do ChemAxon** para a análise ADME) pode fornecer
  informações completas.
- **Formação:** Algumas ferramentas, especialmente as utilizadas para
  cálculos de mecânica quântica e acoplamento, podem exigir formação
  especializada para uma utilização eficaz.
- **Validação:** A validação experimental é essencial para confirmar as
  previsões in silico, nomeadamente no desenvolvimento de
  medicamentos.

Este guia rápido destaca as ferramentas de software essenciais utilizadas na
química medicinal, ajudando os investigadores a acelerar a descoberta e o
desenvolvimento de medicamentos, oferecendo informações sobre interações
moleculares, farmacocinética e previsões de toxicidade.

Manter um jardim de ervas aromáticas pode ser uma prática gratificante, seja para fins medicinais, culinários ou aromáticos. Os cuidados e a atenção adequados garantem que as plantas prosperam e oferecem todos os seus benefícios. Este guia rápido fornece dicas essenciais para cultivar e manter um jardim de ervas saudável.

1. Planeamento do jardim e seleção do local

Aspeto	Detalhes
Localização	Escolha um local ensolarado que receba pelo menos 6-8 horas de luz solar diariamente.
Solo	Um solo bem drenado e rico em matéria orgânica é o ideal. Se necessário, completar com composto.
Rega	Assegurar uma irrigação adequada, mas evitar o encharcamento. As ervas aromáticas preferem um solo moderadamente húmido.
Espaço	Prever um espaço entre as plantas para permitir a circulação do ar e evitar a sobrelotação.
Canteiros ou vasos elevados	Utilize canteiros elevados para uma melhor drenagem do solo ou cultive as ervas em vasos para maior mobilidade e controlo.

2. Seleção de ervas

Tipo de erva	Exemplos	Caraterísticas de crescimento
Ervas medicinais	*Aloé vera*, *Tulsi* (manjericão sagrado), *Ashwagandha*, *Alfazema*	Frequentemente perenes, necessitam de um solo bem drenado.
Ervas aromáticas	*Manjericão, coentros, tomilho, hortelã, alecrim*	Algumas podem ser invasivas (por exemplo, a hortelã) e preferem sol pleno.
Ervas aromáticas	*Bálsamo de limão, camomila, salva, hortelã-pimenta*	Ideal para chás e extração de óleos essenciais.
Ervas perenes	*Orégãos, salva, alfazema, alecrim*	Cresce ano após ano com um mínimo de manutenção.
Ervas anuais	*Manjericão, Coentros, Endro, Salsa*	Necessita de ser replantada todos os anos.

3. Técnicas de plantação

Etapa	Método
Plantação de sementes	Iniciar as sementes no interior 4-6 semanas antes da última geada ou semear diretamente no jardim após a geada.
Transplantaçã o	Transplante as plântulas quando tiverem 2-3 conjuntos de folhas. Manusear com cuidado para não danificar as raízes.
Espaçamento	Espaçar as plantas de acordo com o seu tamanho adulto: - Ervas pequenas: 6-12 polegadas de distância - Ervas maiores: 18-24 polegadas de distância
Mulching	Utilize uma cobertura vegetal (palha, lascas de casca de árvore) para reter a humidade, evitar as ervas daninhas e regular a temperatura do solo.

4. Rega e alimentação

Aspeto	Detalhes
Rega	- As ervas aromáticas precisam normalmente de cerca de 1 polegada de água por semana. - Regue ao início do dia para que as folhas sequem ao fim da tarde.
Fertilizaçã o	- Aplique composto ou fertilizante orgânico a cada 4-6 semanas durante a estação de crescimento. - Evite o excesso de azoto, pois pode reduzir a concentração de óleos essenciais nas ervas.

5. Poda e colheita

| Poda | Podar regularmente as ervas para favorecer o crescimento em forma de arbusto e evitar que se tornem pernaltas. Evite podar mais de um terço da planta de cada vez. | |
| Remover as flores gastas (deadheading) para prolongar a vida das ervas e encorajar um novo crescimento. |
| **Colheita** - Colher as ervas de manhã, depois do orvalho ter secado, mas antes do sol ficar demasiado quente para reter o máximo de óleos essenciais.
 - Para as ervas perenes, deixar crescer o suficiente para sustentar a planta durante todo o ano. |
| **Secagem e armazenamento** | Secar as ervas pendurando-as de cabeça para baixo num local fresco e seco ou usar um desidratador. Armazene as ervas secas em recipientes herméticos, longe da luz solar. |

6. Controlo de pragas e doenças

Pragas comuns	Métodos de controlo
Pulgões	Utilize óleo de neem ou um forte jato de água para os desalojar. Introduzir insectos benéficos como as joaninhas.
Ácaros-aranha	Pulverizar regularmente com água para aumentar a humidade e utilizar sabão inseticida, se necessário.
Moscas brancas	Utilize armadilhas adesivas amarelas para monitorizar e controlar as moscas brancas. O óleo de Neem também pode ajudar.
Doenças fúngicas	Evitar a rega excessiva e assegurar uma boa circulação de ar entre as plantas para reduzir as infecções fúngicas como o oídio.

7. Cuidados e proteção no inverno

| Em climas mais frios, proteja as plantas perenes, como o alecrim e o tomilho, cobrindo-as com cobertura vegetal ou trazendo as ervas em vasos para dentro de casa. |

| **Ervas anuais** No final da estação de crescimento, colha as ervas anuais restantes, como manjericão e coentro, antes da primeira geada. |

| Considere a possibilidade de colocar as ervas sensíveis dentro de casa durante os meses de inverno ou de cultivar ervas como a hortelã, a salsa e o manjericão dentro de casa durante todo o ano. |

8. Plantas companheiras para jardins de ervas aromáticas

Ervas e plantas de companhia	Benefício
Manjericão + Tomate	O manjericão realça o sabor dos tomates e afasta pragas como os pulgões.
Hortelã + couve	A hortelã repele as traças da couve e outras pragas que afectam as brássicas.
Alfazema + Rosas	O alfazema atrai polinizadores e afasta pragas como os pulgões, melhorando a saúde das rosas.
Tomilho + Morangos	O tomilho actua como uma cobertura do solo, suprimindo as ervas daninhas e dissuadindo as pragas em torno das plantas de morango.

9. Ferramentas úteis para a plantação de ervas aromáticas

Ferramenta	Objetivo
Tesouras de poda	Para cortar e colher ervas aromáticas sem danificar a planta.
Espátula	Útil para transplantar plântulas e soltar o solo à volta das ervas.
Regador/irrigação gota a gota	Assegura uma rega homogénea sem perturbar demasiado o solo.
Palha	Ajuda a reter a humidade do solo, suprime as ervas daninhas e melhora a saúde do solo.
Luvas de jardim	Proteger as mãos durante a plantação, a poda e a monda.

10. Práticas sustentáveis na horticultura herbácea

- **Compostagem:** Utilizar composto orgânico para nutrir o solo e promover a jardinagem sustentável.
- **Controlo orgânico de pragas:** Opte por soluções naturais como o óleo de neem, sabão inseticida e insectos benéficos em vez de pesticidas químicos.
- **Recolha de água da chuva:** Recolha e utilize a água da chuva para regar as suas ervas aromáticas, reduzindo o consumo de água.
- **Rotação de culturas:** Praticar a rotação de culturas, mudando a localização das ervas anuais em cada estação para evitar o esgotamento do solo e reduzir as doenças.

A manutenção de um jardim de ervas requer cuidados e atenção regulares, mas os benefícios - que vão desde ervas medicinais e culinárias frescas a um jardim bonito e aromático - valem bem o esforço. Com um planeamento, rega e poda adequados, o seu jardim de ervas aromáticas pode prosperar durante anos.

Atributo	Detalhes
Nome Botânico	*[Nome científico].*
Nome comum	[Nome local/comum]
Família	[Família de plantas].
Peça utilizada	[Partes específicas da planta utilizadas, por exemplo, folhas, raízes].
Utilizações medicinais	- [Principais propriedades medicinais] - [Doenças específicas tratadas]

Compostos activos	[Principais compostos activos, por exemplo, alcalóides, flavonóides].
Dosagem e preparação	[Breve descrição da forma como a planta é utilizada, por exemplo, chá, extrato].
Cuidado	[Efeitos secundários ou precauções conhecidas]

Rótulo de uma planta medicinal

<u>**Apêndice 16: Nota SOAP para uma doença**</u>

Uma nota SOAP é um método normalizado utilizado pelos prestadores de cuidados de saúde para documentar os encontros com os doentes. Significa **Subjetivo, Objetivo, Avaliação** e **Plano**, e é normalmente utilizado para registar informações clínicas para diagnosticar e gerir doenças.

Exemplo de nota SOAP para uma doença: Hipertensão

Informação do doente:

- **Nome:** Amit Kumar
- **Idade:** 52 anos
- **Sexo:** Masculino
- **Data:** 19 de outubro de 2024
- **Queixa principal:** "Ultimamente tenho-me sentido tonto e com dores de cabeça".

S: Subjetivo

- **Queixa principal (CC):**
  O doente refere ter tido tonturas e cefaleias ligeiras na última semana. Descreve as cefaleias como sendo do tipo pressão, mais intensas de manhã e com uma duração de 2-3 horas. Não apresenta perturbações visuais ou náuseas.
- **História da doença atual (HPI):**
  O doente refere que a sua tensão arterial tem estado elevada durante as últimas leituras em casa. Tem um monitor de tensão arterial doméstico e registou valores entre 150/95 e 160/100 mmHg. Nega dores no peito, palpitações, falta de ar ou inchaço das pernas. Refere um aumento do stress devido ao trabalho.
- **História clínica pregressa (HMP):**
  Hipertensão diagnosticada há 5 anos. Não cumpre a medicação nos últimos 2 meses devido a efeitos secundários (fadiga).
- **Medicamentos:**
  - Amlodipina 5 mg (parou há 2 meses devido a fadiga).
- **Alergias:**
  Nenhuma conhecida.
- **História familiar:**
  O pai tinha hipertensão e morreu de enfarte do miocárdio aos 60 anos. A mãe tem diabetes tipo 2.

- **História social:**
  Não fumador. Bebe 2-3 cervejas por semana. Estilo de vida sedentário.
- **Revisão de Sistemas (ROS):**
  - Constitucional: Sem perda de peso, febre ou suores noturnos.
  - Cardiovascular: Refere tonturas ocasionais, nega dores no peito ou palpitações.
  - Neurológico: Refere dores de cabeça ligeiras e persistentes, mas nega alterações visuais, fraqueza focal ou dormência.

O: Objetivo

- **Sinais vitais:**
  - Tensão arterial: 158/98 mmHg
  - Frequência cardíaca: 82 bpm
  - Frequência respiratória: 18 respirações/min
  - Temperatura: 98,6°F
  - Peso: 85 kg
  - IMC: 29,1 (excesso de peso)
- **Exame físico:**
  - Generalidades: Homem alerta, cooperante, não parece estar em sofrimento agudo.
  - Cardiovascular: Sons cardíacos normais (S1, S2), sem sopros, rubores ou galopes. Sem edema periférico.
  - Pulmonar: Pulmões limpos à auscultação bilateralmente, sem sibilos ou crepitações.
  - Neurológico: Nervos cranianos intactos. Sem défices motores ou sensoriais.
  - Olhos: Não foram observadas hemorragias retinianas ou papiledema no exame fundoscópico.
  - Extremidades: Sem cianose, baqueteamento ou edema.
- **Resultados laboratoriais:**
  - Electrólitos séricos: Normal
  - Creatinina sérica: 1,0 mg/dL (normal)
  - Glicemia em jejum: 110 mg/dL
  - Perfil lipídico: LDL 140 mg/dL, HDL 40 mg/dL, triglicéridos 180 mg/dL

A: Avaliação

- **Diagnóstico:** Hipertensão essencial não controlada devido ao não cumprimento da medicação.
  O doente apresenta-se com hipertensão e sintomas associados de tonturas e cefaleias. Os valores elevados da tensão arterial, em combinação com os sintomas, sugerem uma hipertensão mal

controlada. A falta de adesão à medicação anti-hipertensiva prescrita
está provavelmente a contribuir para estes resultados. Não há evidência
de emergência hipertensiva ou de lesão de órgãos terminais até ao
momento.

P: Plano

1. **Medicamentos:**
   - o Reiniciar **Amlodipina 5 mg** por dia para controlo da pressão
     arterial, tendo em conta a tolerância do doente à medicação.
   - o Adicionar **Losartan 50 mg** por dia para um melhor controlo da
     tensão arterial com menos efeitos secundários.
2. **Modificações do estilo de vida:**
   - o Incentivar mudanças na dieta para incorporar a **dieta DASH**
     (Abordagens Dietéticas para Parar a Hipertensão) com ingestão
     reduzida de sódio.
   - o Aconselhar atividade física regular (150 minutos de exercício de
     intensidade moderada por semana).
3. **Controlo:**
   - o Acompanhamento em 2 semanas para verificar a resposta da
     tensão arterial às alterações da medicação.
   - o Recomendar a monitorização da tensão arterial em casa (duas
     vezes por dia) e registar as leituras num livro de registos.
4. **Formação académica:**
   - o Discutir a adesão à medicação e os potenciais efeitos
     secundários dos medicamentos anti-hipertensores.
   - o Educar o doente sobre os riscos de uma hipertensão não
     controlada (por exemplo, acidente vascular cerebral, ataque
     cardíaco) e a importância das modificações do estilo de vida.
5. **Referências/Consultas:**
   - o Considerar a possibilidade de encaminhar para um **nutricionista**
     para aconselhamento nutricional se as mudanças de estilo de
     vida forem difíceis.
   - o Consultar um **cardiologista** se a tensão arterial não for
     controlada apesar das intervenções.

Esta nota SOAP fornece uma abordagem estruturada para a avaliação e gestão
de um doente com hipertensão não controlada. O formato permite uma
comunicação clara entre os prestadores de cuidados de saúde e assegura uma
documentação exaustiva do encontro clínico do doente.

<u>**Apêndice 17: Guia rápido para a titulação em farmácia**</u>

A titulação é uma técnica analítica fundamental em farmácia, normalmente utilizada para determinar a concentração de uma solução. Este guia fornece uma abordagem passo-a-passo para efetuar a titulação e compreender os conceitos-chave relevantes para a prática farmacêutica.

1. Visão geral da titulação

A titulação é um método utilizado para determinar a concentração de uma solução desconhecida, reagindo-a com uma solução padrão de concentração conhecida. O processo envolve a adição gradual do titulante (solução conhecida) à substância a analisar (solução desconhecida) até a reação atingir o seu ponto final, indicado por uma mudança de cor (para titulações ácido-base) ou outra resposta mensurável.

2. Tipos comuns de titulação em farmácia

Tipo de titulação	Descrição	Exemplo em Farmácia
Titulação ácido-base	Envolve a reação de neutralização entre um ácido e uma base.	Determinação da dosagem de comprimidos anti-ácidos.
Titulação Redox	Baseado em reacções de oxidação-redução.	Quantificação da concentração de vitamina C.
Titulação complexométrica	Envolve a formação de um complexo entre a substância a analisar e o titulante.	Medição de iões metálicos em formulações de medicamentos.
Titulação de precipitação	Com base na formação de um precipitado durante a reação.	Determinação de iões cloreto utilizando nitrato de prata.
Titulação não aquosa	Realizado em solventes não aquosos, útil para ácidos ou bases fracos que são insolúveis em água.	Ensaio de fármacos fracamente básicos como a piridoxina.

3. Equipamento necessário para a titulação

Equipamento	Objetivo
Bureta	Contém a solução titulante e permite a adição controlada à substância a analisar.

Pipeta	Utilizado para transferir um volume exato da solução do analito para o balão de titulação.
Frasco cónico (Erlenmeyer)	Retém a substância a analisar durante a titulação.
Indicador	Uma substância que muda de cor no ponto final da titulação (por exemplo, fenolftaleína, alaranjado de metilo).
Balão volumétrico	Utilizado para preparar soluções padrão com uma concentração conhecida.
Agitador magnético	Assegura uma mistura homogénea das soluções durante o processo de titulação.

4. Procedimento de titulação passo a passo

1. **Preparação das soluções:**
   - Preparar o titulante (solução de concentração conhecida) e a substância a analisar (solução de concentração desconhecida).
   - Se necessário, diluir a substância a analisar até uma concentração adequada para a titulação.
2. **Encher a bureta:**
   - Lavar a bureta com uma pequena quantidade de titulante e, em seguida, enchê-la com o titulante.
   - Registar o volume inicial do titulante na bureta.
3. **Medição do analito:**
   - Utilizar uma pipeta para transferir com exatidão um volume conhecido da substância a analisar para um erlenmeyer limpo.
4. **Adicionar o indicador:**
   - Adicionar 2-3 gotas de um indicador adequado à solução de analito. Por exemplo:
     - *Fenolftaleína* para titulações ácido-base (mudança de cor: incolor para cor-de-rosa em solução básica).
     - *Laranja de metilo* para titulações de ácidos fortes e bases fortes (mudança de cor: vermelho para amarelo em solução alcalina).
5. **Efetuar a titulação:**
   - Colocar o frasco cónico num agitador magnético (se disponível) ou agitar manualmente.
   - Começar a adicionar lentamente o titulante da bureta à substância a analisar, agitando continuamente.
   - À medida que o ponto final se aproxima (indicado por uma mudança de cor ou outra resposta mensurável), abrandar a adição do titulante.
   - Parar de adicionar o titulante assim que o ponto final for atingido (por exemplo, se a mudança de cor persistir).
6. **Registo dos resultados:**
   - Registar o volume final do titulante na bureta.

- ○ O volume de titulante utilizado é a diferença entre a leitura inicial e a leitura final.

7. **Cálculo da concentração:**
   - ○ Utilize a fórmula de titulação para calcular a concentração da solução desconhecida:

$$M1V1 = M2V2$$

   - ▪ Onde:
     - ▪ M1 = Molaridade do titulante
     - ▪ V1 = Volume do titulante utilizado
     - ▪ M2 = Molaridade da substância a analisar (desconhecida)
     - ▪ V2 = Volume da substância a analisar

5. Indicadores habitualmente utilizados nas titulações farmacêuticas

Indicador	Gama de pH	Mudança de cor	Tipo de titulação
Fenolftaleína	8.2 - 10.0	Incolor (ácido) a cor-de-rosa (base)	Ácido forte vs. base forte
Alaranjado de metilo	3.1 - 4.4	Vermelho (ácido) a amarelo (base)	Ácido forte vs. base fraca
Azul de bromotimol	6.0 - 7.6	Amarelo (ácido) a Azul (base)	Ácido fraco vs. base forte
Eriochrome Black T	N/A	Vermelho para azul	Titulações complexométricas (para iões metálicos)

6. Aplicações da titulação em farmácia

- **Ensaio de medicamentos:** Determinação da concentração ou pureza de ingredientes farmacêuticos activos (APIs) em formulações de medicamentos.
- **Ajuste do pH:** A titulação é utilizada para ajustar o pH das soluções de medicamentos durante a formulação para garantir a estabilidade e a solubilidade.
- **Determinação da força antiácida:** A titulação com um ácido forte (por exemplo, HCl) pode quantificar a capacidade de neutralização das preparações antiácidas.

- **Análise da vitamina C:** A titulação redox com iodo permite medir o teor de ácido ascórbico em produtos farmacêuticos.
- **Determinação de cloretos em soluções:** A titulação de precipitação com nitrato de prata (método de Mohr) é normalmente utilizada para determinar o teor de cloreto.

7. Conselhos de segurança para a titulação

- **Equipamento de proteção:** Usar sempre luvas, óculos de proteção e uma bata de laboratório durante a titulação.
- **Manuseamento de ácidos e bases:** Tenha cuidado ao manusear ácidos e bases fortes. Utilizar recipientes adequados e evitar salpicos.
- **Eliminação correta:** Neutralizar e eliminar as soluções de titulação de acordo com as diretrizes de segurança do laboratório.
- **Medições exactas:** Assegurar medições exactas utilizando equipamento calibrado e limpar todos os aparelhos antes de os utilizar para evitar contaminação.

8. Erros comuns e como evitá-los

Erro	Como evitar
Bolhas de ar na bureta	Assegurar-se de que não há bolhas de ar na ponta da bureta, passando uma pequena quantidade de titulante através dela antes de começar.
Sobre-titulação	Adicionar o titulante gota a gota à medida que o ponto final se aproxima, observando a primeira mudança de cor permanente.
Utilização incorrecta do indicador	Escolher um indicador adequado com base no pH esperado no ponto final.
Erro de paralaxe	Certifique-se de que lê a bureta ao nível dos olhos para evitar erros de paralaxe ao registar o volume.

Este guia rápido fornece uma visão geral dos passos e considerações essenciais para a realização de titulações numa farmácia, garantindo resultados precisos e fiáveis.

<u>**Apêndice 18: Livros essenciais para um demonstrador numa faculdade de farmácia**</u>

Disciplina	Título do livro	Autor(es)	Descrição
Farmacologia	Farmacologia de Rang & Dale	H.P. Rang, J.M. Ritter, R.J. Flower	Texto abrangente de farmacologia com relevância clínica.
	Goodman & Gilman's: A Base Farmacológica da Terapêutica	Laurence Brunton	Padrão de ouro para a farmacologia, ação pormenorizada dos medicamentos e terapêutica.
	Lippincott's Illustrated Reviews: Farmacologia	Karen Whalen	Farmacologia simplificada com ajudas visuais para principiantes.
Química Farmacêutica	Princípios de Química Medicinal de Foye	David A. Williams, Thomas L. Lemke	Centra-se na base química da ação dos medicamentos e nas abordagens modernas de conceção de medicamentos.
	Wilson and Gisvold's Textbook of Organic Medicinal and Pharmaceutical Chemistry (Livro de texto de química orgânica medicinal e farmacêutica de Wilson e Gisvold)	John H. Block, John M. Beale	Perspetiva da conceção de medicamentos e das relações estrutura-atividade.
Produtos farmacêuticos	Farmacêutica de Aulton: A conceção e o fabrico de medicamentos	Michael E. Aulton	Referência normalizada sobre formulação farmacêutica e administração de medicamentos.
	Remington: A ciência e a prática da farmácia	Loyd V. Allen	Recurso abrangente que cobre a

			formulação, o fabrico e a prática farmacêutica.
	Farmácia Física e Ciências Farmacêuticas de Martin	Patrick J. Sinko	Abrange os princípios físicos e químicos subjacentes aos sistemas de administração de medicamentos.
Farmacognosia	Farmacognosia de Trease e Evans	William C. Evans	Estudo pormenorizado dos produtos naturais utilizados em produtos farmacêuticos.
	Farmacognosia	C.K. Kokate, A.P. Purohit, S.B. Gokhale	Texto indiano abrangente sobre substâncias medicinais derivadas de plantas.
Análise farmacêutica	Livro de texto de análise química quantitativa de Vogel	J. Mendham	Fonte fiável de técnicas analíticas, incluindo titulações e espetroscopia.
	Química farmacêutica prática	A.H. Beckett, J.B. Stenlake	Guia prático dos métodos de análise farmacêutica.
Biofarmacêutica e Farmacocinética	Biofarmacêutica e Farmacocinética Clínica	Milo Gibaldi	Princípios de biofarmácia e farmacocinética com aplicações clínicas.
	Biofarmácia e farmacocinética aplicadas	Leon Shargel	Guia prático sobre formulação, administração e farmacocinética de medicamentos.
Microbiologia farmacêutica	Microbiologia Farmacêutica de Hugo e Russell	Stephen P. Denyer	Aspectos microbiológicos dos produtos farmacêuticos, incluindo o

			controlo da contaminação.
	Microbiologia de Prescott	Joanne Willey	Conhecimento pormenorizado da estrutura e função microbianas, com aplicações farmacêuticas.
Fisiopatologia	Robbins e Cotran Bases Patológicas da Doença	Vinay Kumar, Abul K. Abbas, Jon C. Aster	Essencial para a compreensão dos mecanismos das doenças e dos tratamentos farmacêuticos.
	Compreender a fisiopatologia	Sue E. Huether, Kathryn L. McCance	Explicações claras sobre a fisiopatologia relacionada com as intervenções farmacêuticas.
Farmácia Clínica e Terapêutica	Farmácia Clínica e Terapêutica	Roger Walker, Clive Edwards	Guia prático de práticas de farmácia clínica com estudos de caso.
	Prática de Cuidados Farmacêuticos: A abordagem centrada no doente para a gestão da medicação	Robert J. Cipolle, Linda M. Strand	Centra-se nos cuidados centrados no doente e na gestão da terapêutica medicamentosa.
Biotecnologia farmacêutica	Biotecnologia farmacêutica: Fundamentos e Aplicações	Daan Crommelin, Robert D. Sindelar	Perspectivas abrangentes sobre a biotecnologia no desenvolvimento e formulação de medicamentos.
	Biotecnologia e produtos biofarmacêuticos: Transformar proteínas e genes em medicamentos	Rodney J. Y. Ho	Centra-se no desenvolvimento de produtos biofarmacêuticos, incluindo proteínas e terapias genéticas.

Assuntos regulamentares	Guia de Requisitos de Boas Práticas de Fabrico (BPF)	Graham Bunn	Essencial para compreender as BPF no fabrico de produtos farmacêuticos.
	O processo de regulamentação farmacêutica	Ira R. Berry, Robert P. Martin	Visão geral dos processos regulamentares para aprovação e conformidade de medicamentos.
Prática geral de farmácia	Prática de farmácia	Kevin Taylor	Abrange todos os aspectos da prática da farmácia, incluindo a dispensa, a ética e os cuidados com o paciente.
	Farmácia comunitária: Sintomas, diagnóstico e tratamento	Paul Rutter	Guia prático para farmacêuticos comunitários sobre a gestão de sintomas e tratamentos de venda livre.

<u>**Apêndice 19: Manutenção de instrumentos na instalação central de instrumentos de uma faculdade de farmácia**</u>

A Central de Instrumentos (CIF) de uma faculdade de farmácia alberga instrumentos críticos utilizados em várias áreas farmacêuticas, como a análise, a formulação e o controlo de qualidade. A manutenção adequada destes instrumentos garante resultados exactos, prolonga a vida útil do equipamento e mantém as normas de segurança. Segue-se uma lista dos instrumentos mais utilizados na CIF e dos respectivos protocolos de manutenção.

Instrumento	Objetivo	Protocolo de manutenção
Cromatografia líquida de alto desempenho (HPLC)	Separa, identifica e quantifica compostos	- Calibração regular com soluções padrão. - Substituir a coluna após determinadas horas de utilização. - Limpar frequentemente o sistema de fase móvel e o detetor. - Utilizar solventes filtrados para evitar entupimentos.
Cromatografia gasosa (GC)	Separa compostos voláteis	- Limpeza regular do orifício de injeção e do detetor. - Substituir os septos e a coluna quando necessário. - Efetuar testes de fugas nas linhas de gás. - Manter a pressão correta do gás de transporte.
Espectrofotómetro UV-Visível	Mede a absorvância e a concentração de soluções	- Calibrar regularmente o instrumento utilizando padrões de referência. - Manter o sistema ótico limpo e isento de poeiras. - Assegurar um tempo de aquecimento adequado antes da

		utilização. - Evitar a exposição do instrumento à humidade.
Espectroscopia de infravermelhos com transformada de Fourier (FTIR)	Identifica estruturas químicas através de luz infravermelha	- Efetuar verificações de antecedentes antes de cada utilização. - Limpar o suporte de amostras e o cristal após cada utilização. - Armazenar o instrumento num ambiente sem pó. - Assegurar o alinhamento correto dos espelhos.
Espectrofotómetro de fluorescência	Mede a fluorescência de compostos	- Verificações regulares da intensidade e calibração da lâmpada. - Limpar frequentemente o compartimento das amostras. - Manter o instrumento coberto quando não estiver a ser utilizado. - Substituir a lâmpada periodicamente, de acordo com as recomendações do fabricante.
Calorímetro Exploratório Diferencial (DSC)	Mede as propriedades térmicas das substâncias	- Calibração regular utilizando índio ou outros materiais padrão. - Limpar cuidadosamente os recipientes de amostras. - Evitar a contaminação limpando regularmente a câmara. - Verificar se o sistema de arrefecimento funciona corretamente.
Difração de raios X (XRD)	Analisa estruturas cristalinas	- Manter a ampola de raios X de acordo com as diretrizes do

		fabricante. - Limpar os suportes de amostras. - Efetuar calibrações regulares utilizando materiais de referência. - Manter o fornecimento de água de arrefecimento verificado e limpo.
Medidor de pH	Mede a acidez/alcalinidade de soluções	- Calibrar regularmente utilizando soluções tampão padrão. - Lavar o elétrodo com água destilada após cada utilização. - Armazenar o elétrodo numa solução de armazenamento adequada. - Substituir o elétrodo após utilização prolongada ou danos.
Balança eletrónica	Pesa substâncias com elevada precisão	- Assegurar que a balança está nivelada antes da utilização. - Calibrar regularmente com pesos certificados. - Limpar o prato de pesagem e a área circundante após cada utilização. - Evitar sobrecarregar a balança para além da sua capacidade.
Máquina de compressão de comprimidos	Compressão do pó em comprimidos	- Lubrificação regular dos elementos móveis. - Limpar regularmente as matrizes, os punções e a tremonha para evitar a contaminação. - Efetuar controlos de rotina para verificar o desgaste dos punções. - Assegurar o alinhamento correto do

		mecanismo de compressão.
Aparelho de ensaio de dissolução	Testa a taxa de dissolução de comprimidos e cápsulas	- Calibrar regularmente a velocidade e a temperatura das pás. - Limpar bem os recipientes e as pás após cada utilização. - Assegurar que o banho de água está limpo e nos níveis corretos. - Verificar o alinhamento e a centragem do aparelho.
Autoclave	Esterilização de instrumentos de laboratório	- Verificar e limpar regularmente o reservatório de água. - Assegurar que as juntas e os vedantes estão em boas condições. - Efetuar a validação de rotina com indicadores biológicos. - Limpar a câmara e os tabuleiros após cada ciclo.
Centrífuga refrigerada	Separa os componentes por densidade sob arrefecimento	- Equilibrar regularmente o rotor durante o funcionamento. - Limpar a câmara do rotor e os acessórios. - Lubrificar periodicamente o rotor de acordo com as instruções do fabricante. - Efetuar regularmente a calibração da temperatura e da velocidade.
Campânula de fluxo de ar laminar	Proporciona um ambiente estéril para o trabalho microbiológico	- Limpar a superfície interior com desinfetante após cada utilização.

		- Substituir os filtros HEPA de acordo com o calendário. - Assegurar que a velocidade do fluxo de ar está dentro das especificações. - Efetuar procedimentos de descontaminação regulares.
Leitor de microplacas	Mede a absorvância em ensaios de microplacas	- Limpar regularmente os sensores ópticos. - Efetuar calibrações regulares utilizando padrões de controlo. - Evitar a utilização de placas riscadas ou sujas. - Manter o software atualizado para garantir leituras precisas.
Evaporador rotativo	Remove solventes de amostras sob pressão reduzida	- Lubrificação regular das peças móveis. - Limpar frequentemente o banho de água e a serpentina do condensador. - Verificar regularmente os níveis de óleo da bomba de vácuo. - Assegurar a correta ligação do material de vidro para evitar fugas.
Sonicador	Utiliza ondas ultra-sónicas para misturar ou limpar	- Limpe regularmente o banho de água e o transdutor. - Evite encher demasiado o banho com líquidos. - Efectue a desgaseificação regular da solução antes da utilização.

		- Inspecionar a sonda ou o banho quanto a fissuras ou desgaste.
Incubadora	Mantém um ambiente controlado para culturas microbiológicas	- Limpar regularmente o interior para evitar a contaminação. - Verificar e calibrar as definições de temperatura. - Substituir as prateleiras ou tabuleiros que apresentem sinais de ferrugem. - Verificar os níveis de humidade, se necessário.
Forno de vácuo	Seca as amostras sob pressão reduzida	- Verificar regularmente se há fugas nas vedações da porta. - Limpar a câmara após cada utilização. - Assegurar a manutenção correta da bomba de vácuo. - Calibrar as definições de temperatura de acordo com o programa.
Aparelho de ponto de fusão	Determina o ponto de fusão das substâncias	- Calibrar utilizando materiais de referência padrão. - Limpar os capilares e os suportes de amostras após cada teste. - Verificar regularmente a consistência da taxa de aquecimento. - Manter a lente de visualização ou a câmara limpas.

Conselhos de manutenção geral

1. **Calibração**: Todos os instrumentos devem ser calibrados regularmente de acordo com as diretrizes do fabricante ou conforme exigido pelas normas regulamentares.
2. **Limpeza**: Após cada utilização, limpar cuidadosamente as peças que entram em contacto com as amostras para evitar a contaminação e garantir a longevidade.
3. **Manutenção de registos**: Manter um livro de registo para cada instrumento, registando a sua utilização, calibração, manutenção e quaisquer reparações efectuadas.
4. **Armazenamento**: Armazenar os instrumentos num ambiente limpo, seco e sem pó quando não estiverem a ser utilizados. Certifique-se de que os instrumentos sensíveis estão cobertos ou armazenados em invólucros protectores.
5. **Formação dos utilizadores**: Assegurar que todo o pessoal que opera os instrumentos tem formação adequada e está familiarizado com os procedimentos operacionais e os protocolos de manutenção do fabricante.

Este guia fornece uma abordagem abrangente para a manutenção dos instrumentos cruciais utilizados na Central de Instrumentos de uma faculdade de farmácia, garantindo precisão, fiabilidade e segurança nas operações laboratoriais.

A sala de máquinas de uma faculdade de farmácia alberga equipamento crítico utilizado no fabrico, formulação e controlo de qualidade de produtos farmacêuticos. A manutenção adequada é essencial para garantir um funcionamento sem problemas, resultados exactos e uma vida útil prolongada do equipamento. Segue-se uma lista de máquinas comuns encontradas na sala de máquinas e respectivos protocolos de manutenção.

Máquina/Instrumento	Objetivo	Protocolo de manutenção
Máquina de compressão de comprimidos	Compressão do pó em comprimidos	- Limpeza regular das matrizes e dos punções após cada utilização. - Lubrificação regular das peças móveis. - Inspecionar os punções quanto a desgaste e danos. - Efetuar controlos de alinhamento para garantir uma compressão uniforme.
Bandeja de revestimento	Aplicar o revestimento em comprimidos	- Limpe bem o recipiente e as pistolas de pintura após cada utilização. - Verificar o funcionamento correto dos bicos. - Lubrificação regular das peças do motor. - Inspecionar os elementos de aquecimento para verificar o seu bom funcionamento.
Granulador rotativo	Converte pós em grânulos	- Limpeza regular do crivo e das lâminas. - Lubrificar as peças rotativas e o motor. - Inspecionar o desgaste e substituir os crivos, se necessário. - Efetuar a calibração

		para manter o tamanho uniforme dos grânulos.
Secador de Leito Fluidizado (FBD)	Seca grânulos húmidos com ar quente	- Limpar a câmara de secagem e os filtros após cada lote. - Verificar os filtros de ar e substituí-los quando estiverem obstruídos. - Inspecionar o ventilador e o motor para verificar o seu bom funcionamento. - Assegurar a vedação correta da câmara para evitar fugas de ar.
Secador de tabuleiro	Seca ingredientes farmacêuticos em tabuleiros	- Limpar os tabuleiros e a câmara de secagem após cada utilização. - Inspecionar os elementos de aquecimento para verificar se funcionam corretamente. - Verificar e lubrificar regularmente as peças móveis, como o motor do ventilador. - Assegurar um fluxo de ar correto e sem obstruções.
Moinho de bolas	Tritura materiais em pó fino	- Limpar a câmara de moagem e as esferas após cada utilização. - Lubrificar os rolamentos e as peças rotativas. - Inspecionar os meios de moagem (esferas) quanto ao desgaste e substituí-los se necessário. - Verificar regularmente o bom funcionamento do motor.

Peneira	Separa as partículas por tamanho utilizando um crivo de malha	- Limpar o crivo após cada lote para evitar o entupimento. - Inspecionar e substituir regularmente os crivos desgastados. - Lubrificar o motor e as peças móveis. - Assegurar que a malha está apertada e sem danos.
Máquina de enchimento de cápsulas	Enchimento de pós em cápsulas	- Limpar os pratos de enchimento e a tremonha de pó após cada utilização. - Lubrificação regular das peças da máquina. - Inspecionar os alimentadores de cápsulas quanto a desgaste. - Calibrar a dosagem correta para garantir a consistência.
Moinho coloidal	Reduz o tamanho das partículas de suspensões e emulsões	- Limpar a câmara de moagem após cada lote. - Verificar e lubrificar regularmente as peças móveis. - Inspecionar o desgaste do rotor e do estator. - Verificar se o sistema de arrefecimento está a funcionar corretamente.
Máquina de embalagem de saquetas	Embala pós ou líquidos em saquetas	- Limpar as barras de vedação e os bicos de enchimento após a utilização. - Lubrificação regular das peças mecânicas. - Inspecionar os mecanismos de corte e de vedação quanto a

		desgaste. - Verificar o alinhamento dos sensores para garantir um enchimento exato.
Moinho múltiplo	Reduz o tamanho das partículas dos materiais	- Limpar as câmaras de moagem e os crivos após a utilização. - Inspecionar e substituir as lâminas gastas. - Lubrificar as peças rotativas de acordo com o calendário. - Efetuar controlos regulares do motor e das correias.
Misturador planetário	Mistura bem os ingredientes	- Limpe o recipiente de mistura e as lâminas após cada utilização. - Inspecionar e lubrificar as peças rotativas. - Verificar o motor quanto a sobreaquecimento. - Verificar se as lâminas estão corretamente alinhadas para uma mistura uniforme.
Desumidificador	Controla os níveis de humidade na área de fabrico	- Limpar regularmente o depósito de recolha de água e os filtros. - Inspecionar e limpar as serpentinas do evaporador e do condensador. - Verificar os níveis de refrigerante em caso de redução da eficiência de refrigeração. - Assegurar a drenagem adequada da humidade recolhida.

Máquina de embalagem blister	Embalagem de comprimidos/cápsulas em blisters	- Limpar as estações de moldagem, selagem e corte após cada passagem. - Lubrificar regularmente todas as peças mecânicas. - Inspecionar as placas de vedação quanto a desgaste e substituí-las quando necessário. - Efetuar verificações de calibração para o alinhamento correto das cavidades.
Máquina de embalagem de tiras	Embala comprimidos/cápsulas em forma de tira	- Limpe os rolos, as barras de vedação e as lâminas de corte após cada utilização. - Lubrificar as peças mecânicas para reduzir o atrito. - Inspecionar o alinhamento correto dos materiais das tiras. - Assegurar que os sensores e as lâminas de corte estão a funcionar corretamente.
Misturador de pó (misturador de fita)	Mistura uniformemente pós e grânulos	- Limpar as lâminas de mistura e a câmara após cada lote. - Lubrificar as peças rotativas e o motor. - Verificar o desgaste das lâminas de mistura. - Assegurar o alinhamento correto do misturador para uma mistura uniforme.
Peneira vibratória	Peneirar e separar as partículas por tamanho	- Limpar os crivos e os tabuleiros após cada utilização. - Inspecionar os crivos quanto a rasgões ou

		desgaste. - Lubrificar o motor e assegurar que a vibração é suave. - Efetuar controlos regulares para evitar bloqueios e garantir uma peneiração eficiente.
Máquina de enchimento e selagem	Encher recipientes com líquidos, semi-sólidos ou pós	- Limpar todos os bicos de enchimento e estações de selagem após a utilização. - Lubrificar regularmente os componentes mecânicos. - Inspecionar os vedantes e as juntas quanto a fugas. - Efetuar verificações de calibração para um enchimento preciso.
Máquina de ensaio de compressão	Testa a dureza e a resistência à compressão dos comprimidos	- Limpar e calibrar regularmente as maxilas de teste. - Lubrificar as peças móveis para garantir um funcionamento suave. - Inspecionar o desgaste mecânico e substituir os componentes danificados. - Assegurar que os sensores estão a funcionar corretamente para medições precisas.
Homogeneizador	Reduz o tamanho das partículas em líquidos	- Limpar a cabeça e a câmara de homogeneização após cada utilização. - Lubrificar regularmente as peças móveis e o motor.

		- Inspecionar a cabeça quanto a desgaste e substituí-la se necessário. - Assegurar o alinhamento correto do rotor e do estator.
Extrusora	Produz formas de dosagem sólidas por extrusão	- Limpar a matriz e os parafusos após cada lote. - Lubrificação regular das peças móveis. - Inspecionar o tambor da extrusora quanto a desgaste. - Assegurar o controlo adequado da temperatura para evitar a degradação do material.
Forno de ar quente	Seca ou esteriliza materiais utilizando ar quente	- Limpar a câmara interior e os tabuleiros após a utilização. - Verificar e calibrar regularmente o termóstato. - Lubrificar o motor do ventilador, se aplicável. - Inspecionar os elementos de aquecimento quanto a desgaste ou mau funcionamento.
Máquina de polir (cápsulas/comprimidos)	Polimento de cápsulas ou comprimidos para melhorar o seu aspeto	- Limpar as câmaras de polimento após a utilização. - Lubrificação regular das correias e das peças móveis. - Inspecionar as escovas ou os elementos de polimento quanto a desgaste. - Assegurar uma ventilação correta

		durante o funcionamento.

Diretrizes gerais de manutenção

1. **Calibração**: Os instrumentos e as máquinas devem ser calibrados regularmente para garantir um desempenho exato e consistente. Devem ser mantidos registos de calibração.
2. **Limpeza**: As máquinas devem ser limpas após cada utilização para evitar contaminação, misturas de produtos e para manter a eficiência.
3. **Lubrificação**: Todas as peças móveis devem ser lubrificadas a intervalos regulares, de acordo com as instruções do fabricante, para evitar fricção e desgaste.
4. **Inspeção**: Deve ser efectuada uma inspeção regular das peças críticas (por exemplo, lâminas, motores, vedantes) para identificar o desgaste e substituir as peças antes de estas falharem.
5. **Documentação**: Manter um livro de registo para cada máquina, descrevendo pormenorizadamente o seu funcionamento, manutenção, calibração e quaisquer reparações efectuadas.
6. **Formação**: Assegurar que todo o pessoal que opera as máquinas recebe formação adequada sobre o seu funcionamento, limpeza e protocolos de manutenção para garantir uma utilização segura e eficiente.
7. **Ambiente**: A sala de máquinas deve estar limpa, bem ventilada e sem pó para evitar danos no equipamento sensível.

A manutenção adequada destas máquinas garante a eficiência operacional, a segurança e a precisão das actividades de fabrico e processamento de produtos farmacêuticos numa farmácia universitária.

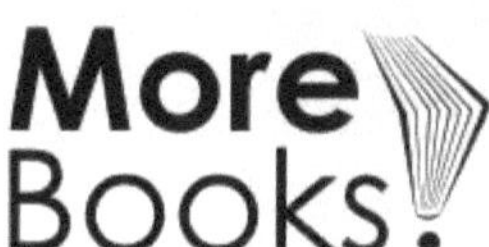
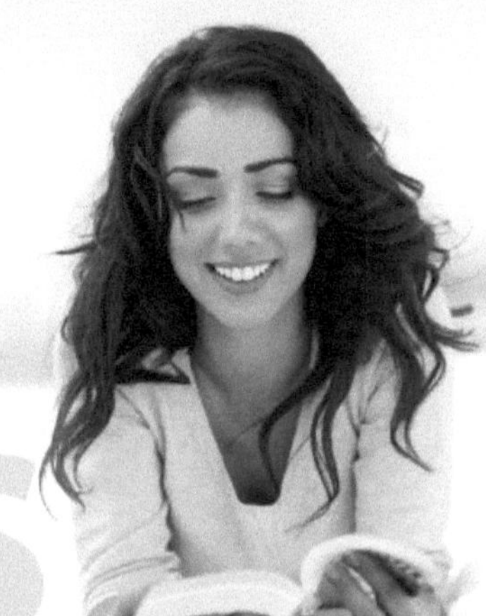

yes I want morebooks!

Buy your books fast and straightforward online - at one of world's fastest growing online book stores! Environmentally sound due to Print-on-Demand technologies.

Buy your books online at
www.morebooks.shop

Compre os seus livros mais rápido e diretamente na internet, em uma das livrarias on-line com o maior crescimento no mundo! Produção que protege o meio ambiente através das tecnologias de impressão sob demanda.

Compre os seus livros on-line em
www.morebooks.shop

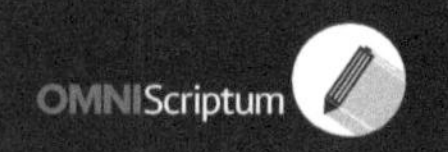

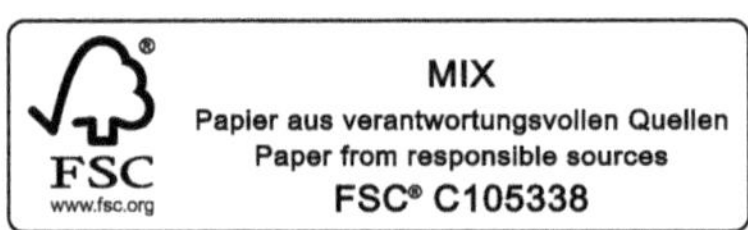

FSC
www.fsc.org
MIX
Papier aus verantwortungsvollen Quellen
Paper from responsible sources
FSC® C105338